Dr. med. Ute Weiss & Manfred Zick
Demenz muss kein Schicksal sein

vianova
Verlag Via Nova

Dr. med. Ute Weiss & Manfred Zick

Demenz muss kein Schicksal sein

Rechtzeitig vorbeugen mit Bewegung, Ernährung, geistiger Aktivität

vianova
Verlag Via Nova

1. Auflage 2015
Verlag Via Nova, Alte Landstr. 12, 36100 Petersberg
Telefon: (06 61) 6 29 73
Fax: (06 61) 96 79 560
E-Mail: info@verlag-vianova.de
Internet: www.verlag-vianova.de
Umschlaggestaltung: Guter Punkt, München
Satz: Sebastian Carl, Amerang
Druck und Verarbeitung: Appel und Klinger, 96277 Schneckenlohe

ISBN 978-3-86616-317-1

Inhaltsverzeichnis

Vorwort

Die wachsende Lebenserwartung lenkt unseren Blick auf ein Krankheitsbild, das die gesamte Bevölkerung beunruhigt, wenn nicht gar ängstigt: DEMENZ. Die Auswirkungen und die künftigen Erwartungen sind besorgniserregend. Der Pflegebedarf ist hoch und wird schon heute kaum noch bewältigt, mit jedem Jahr wird es kritischer.

Die Medizin und die Altersforschung haben bisher keine Demenz-Therapie zur Verfügung; es sind lediglich Diagnosen und Maßnahmen zu einer Verzögerung und Milderung bekannt. Erfahrungen in einer jahrzehntelangen Praxis als Land- und Familienarzt sowie in der Praxis als Trainer für Bewegung und Sport mit Älteren zeigen jedoch Ansätze, die uns bestärken, das Geschehen um die Demenz vorbeugend anzugehen. Wissenschaftliche Institute in aller Welt und Krankenhäuser kommen immer häufiger zu gleichen Erkenntnissen: Die Praktiken, die in der Pflege nachweisbar wirksam sind, wirken auch auf die vordementielle Entwicklung. Hierzu gibt es logische Zusammenhänge, aber auch noch kontroverse Diskussionen. Doch die Beobachtungen lassen gute Ergebnisse erwarten, die hier dargelegt und zur Anwendung empfohlen werden. Die Basis für ein langes und auch gutes Leben wird früh angelegt, spätestens mit 60 sollte man sich richtig Gedanken machen und etwas für sich tun.

Das Buch ist ein kurz gefasster, praxisorientierter Ratgeber, mit dem jeder seinen geeigneten Weg zur Erhaltung guter Gesundheit, neudeutsch zum Anti-Aging, finden kann. Nicht nur mit Sport! Sport ist hilfreich, aber nicht für alle, hier zeigen wir Alternativen. Lebensfreude und Spaß im wohlverstandenen Sinn spielen dabei eine große Rolle.

Gesunde und nützliche Verhaltensweisen beschreiben wir, soweit nötig. Bereits Veröffentlichtes wird ausschnittweise zitiert, mit Quellenangabe, oft aus dem Internet, so dass eine weitere Vertiefung jederzeit möglich ist.

Dr. Ute G. Weiss & Manfred Zick

1.

Warum gibt es heute mehr Demenzkranke als früher?

Wir alle streben nach einem langen Leben. Die Beobachtung einzelner Lebensverläufe stimmt aber nachdenklich, wenn man einen Blick auf die späten Lebensabschnitte von demenzkranken Alten richtet. Ob es auch ein relativ gutes Leben in der späten Lebensphase wird, das hängt von vielen Einflussgrößen ab. Wir wünschen uns möglichst lange eine hohe Lebensqualität.

Demenz ist bisher nicht umfassend ergründet, trotz aufschlussreicher Ergebnisse einzelner Forschungsgruppen. Um sich den möglichen Ursachen der Demenz zu nähern und entsprechende Vorsicht walten zu lassen, stellen wir die Frage: Was ist in den letzten 70 Jahren, also in etwa 2 Generationen, an Veränderungen um uns herum passiert? Das Krankheitsbild Demenz in seinen verschiedenen Formen gab es schon immer, auch vor Alois Alzheimer, zunehmend mit dem Alter. Die zahlenmäßige Zunahme ist allerdings heute auffällig, und es steht dahin, ob sie allein der Altersentwicklung zuzuschreiben ist. Andere Einflussfaktoren könnten sein:

- Bewegungsmangel – Vergleichen Sie nur mal die früheren langen Fuß- und Fahrradstrecken, um zur Schule und zur Arbeit zu kommen.
- Psychische Belastungen – Die Arbeitstempi und das Konkurrenzverhalten in der Wirtschaft ziehen Stress und Ängste, sogar Burnout nach sich. Die Überforderung steigt weiter.

- Falsche Ernährung – Wie viel industriell verarbeitete Nahrungsmittel essen wir, von denen wir heute wissen, dass sie Ursache für Fettleibigkeit, Diabetes und vieles mehr sind.
- Chemische Stoffe in Nahrung und Verpackung – Diese verändern viele Organfunktionen und beeinflussen sogar unseren Hormonhaushalt.
- Umwelteinflüsse – Denken Sie nur mal an die jahrzehntelange Schwermetallbelastung durch riesige Mengen von Blei im Kraftstoff bis in die 90er Jahre, an Pflanzenschutzmittel, an Quecksilber oder an elektromagnetische Wellen hoher Frequenzen und Intensität durch das mobile Telefon.
- Überforderung durch Medien – Allem voran sorgte das Fernsehen und dann die digitale Welt für eine extreme Veränderung unseres Daseins. Was machen diese Medien mit uns, wie können wir besser damit umgehen?

Ob von diesen Veränderungen schädliche Wirkungen ausgehen, das können und wollen wir nicht belegen. Für die Annahme, dass das alles harmlos sei, fehlen aber auch die Beweise. Den Fakten unserer Gegenwart können wir nicht einfach ausweichen. Aber wir können uns, soweit heute möglich, diesen Einflüssen gegenüber vorsichtig verhalten und Wege aufzeigen, praktisch und klug damit umzugehen. Die Lebensqualität muss darunter nicht leiden, vielleicht sogar im Gegenteil.

Natürlich gibt es viele positive Auswirkungen durch die moderne Technik und Wissenschaft. Woher sollte auch die bisherige und weiter steigende Lebenserwartung kommen? Lassen wir uns also nicht verrückt machen. Die Vorteile für sich zu nutzen und Nachteile zu vermeiden oder gering zu halten, auch darum geht es hier. Wir werden immer älter. Unsere Lebenserwartung steigt alle 3 Jahre um 1 Jahr. Die Grafik auf Seite 13 zeigt mit der schwarzen Linie die seit 1956 aufgezeichnete Lebenserwartung von Frauen in Deutschland. Damals galt eine 75 Jahre alte Frau schon als überdurchschnittlich alt. Der weitere Verlauf steigt stetig und führte schon vor dem Jahr 2000 zu einem Alter von über 80 Jahren. Da eine kontinuierliche Fortschreibung (rote Linie) einstweilen zu erwarten ist, werden Frauen noch vor dem Jahr 2020 den Wert von 85 Jahren überschritten haben. Die Vergleichszahl von Männern liegt bei dieser Betrachtung um 3 bis 4 Jahre niedriger, was von äußeren Einflussgrößen abgeleitet werden kann. Die genetische Voraussetzung ist unwesentlich verschieden. Frauen in Japan werden hierzulande 3 bis 4 Jahre älter.

Die Ursachen dieser positiven Entwicklung dürften in der guten Ernährung, der geringeren physischen Belastung und vor allem im medizinischen Fortschritt zu suchen sein. Experten halten für möglich, dass Mädchen, die heute geboren werden, im Mittel das Alter von 100 Jahren erreichen. Eine Abflachung der Linien ist in den Statistiken derzeit noch nicht sichtbar, sie ist aber irgendwann logischerweise zu erwarten.

In der Folge dieser Altersentwicklungen tritt ein schon lange bekanntes Krankheitsbild unter dem Sammelbegriff Demenz verstärkt zutage. Ob allein das Älterwerden oder teilweise auch andere Einflüsse für Demenz in verschiedenen Formen verantwortlich sind, darüber gibt es schon Anzeichen.

Da unsere Gesellschaft vom fortschreitenden Pflegebedarf bereits heute hoch belastet wird, ist zu erwarten, dass wir schwierigen sozialpolitischen Zeiten entgegengehen. Sowohl die familiäre als auch die stationäre Pflege haben die Grenzen schon erreicht. Die Gedanken, dass wir selbst dement werden könnten, spielen immer die größte Rolle. Die durch Demenz möglicherweise entstehende Abhängigkeit von Pflege ist jedem Menschen kaum weniger angenehm.

Obwohl mit hohem Aufwand geforscht wird, haben die medizinische und pharmakologische Wissenschaft bis heute keine Therapie finden können. Ein Ansatz einer eventuellen Gegenwirkung bzw. einer Prävention ist kaum zu finden, ist auch nicht im Sinne der Wirtschaft. Damit wollen wir uns nicht zufriedengeben.

Aus der heutigen Behandlung und Pflege bei einer diagnostizierten Demenz weiß man, dass durch

- aktivierende Bewegungskonzepte
- geistige und kulturelle Einstellung
- richtige Ernährung und
- mentale Aufhellung

das Fortschreiten der Demenz verzögert werden kann. Analog dazu beschreiben wir einen aussichtsreichen natürlichen Verhaltensweg, der einer Demenz erfolgreich entgegenwirken kann, indem demenzvermeidende bzw. demenzverzögernde Maßnahmen schon früh angewendet werden. Ähnliche Erkenntnisse und Lehren werden von einigen Instituten und neuerdings vom Geriatrischen Zentrum am Universitätsklinikum Tübingen bereits als Seminar angeboten.

Wir gehen heute davon aus, dass jeder einzelne seinen Teil dazu beitragen kann, um sich fit zu halten und damit dem statistischen Geschehen der Demenzanfälligkeit einen Streich zu spielen. Alle Annahmen sind unter den Regeln der Wahrscheinlichkeit einzuordnen.

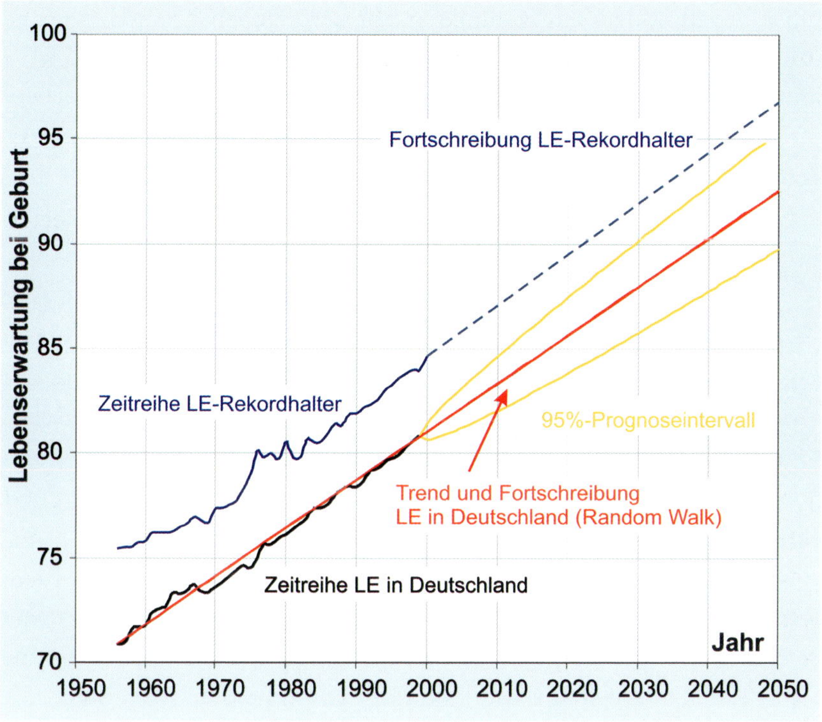

Fortschreibung der Lebenserwartung bei Frauen in Deutschland (rot) und in rekordhaltenden Ländern (blau) bis 2050

2.
Demenz, was ist das?

Über Demenz wurde und wird viel berichtet. Wir möchten eine kurze Zusammenfassung dessen, was die Schulmedizin heute zu sagen hat, wiedergeben. Für weiteren Wissensdurst nennen wir einige Quellen und Links. Das menschliche Gehirn ist ein phantastisches Organ mit zehn hoch zehn Neutronen, eine kaum vorstellbare Zahl. Wer sich genauer darüber informieren möchte, kann im Internet unter http://www.airflag.com/Hirn/w3/w3Gehirn.html viel erfahren.

Demenz ist mehr als der altersbedingte Verlust an Hirnzellen. Es ist eine progressive Erkrankung mit multifunktionalen Ursachen. Unter statistischen Gesichtspunkten betrachtet können alle Altersgruppen von Demenz betroffen sein, doch mit zunehmendem Alter steigt die Gefahr einer Demenz. Bei den Personen über 90 Jahre ist jeder Dritte mehr oder weniger betroffen.

Eine genetische Vorbestimmung, eine Vererbbarkeit, wird angenommen. Der amerikanische Bevölkerungsforscher James Vaupel hat z. B. eine genetisch bedingte Anfälligkeit von etwa 10 – 20% ermittelt, doch dies ist weder zwingend noch unbeeinflussbar. In jedem Alter und in jedem Stadium kann das Fortschreiten einer Demenz durch angemessenes Training aufgehalten oder mindestens gebremst, in vielen Fällen sogar umgekehrt werden. Lernen von Neuem ist auch im fortgeschrittenen Alter möglich, ebenso wie das Antrainieren von Muskelkraft.

Demenzformen

Unter Demenz werden heute verschiedene Krankheitsformen geführt. Alzheimer-Demenz ist am häufigsten diagnostiziert und wird in diesem Ratgeber hauptsächlich beschrieben. Mit 3 anderen Formen der Veränderungen im Gehirn werden sie unter Demenz gemeinsam eingeordnet:

Demenz vom Alzheimer-Typ → 60 - 70%
Vaskuläre Demenz → 5 - 20%
Lewy-Körper-Demenz
Frontotemporale Demenz
Mischformen

Vaskuläre Demenz kann in der Folge von arteriellen Verschlusskrankheiten entstehen. Eine verminderte Sauerstoffversorgung des Gehirns hat unterschiedliche klar diagnostizierbare Ursachen. Nach Erkenntnissen der Pharmaindustrie kann das Sprachzentrum ebenso betroffen sein wie das Lang- bzw. Kurzzeitgedächtnis oder der Orientierungssinn. Typisch ist ein plötzliches Auftreten der Symptome in Form eines Schlaganfalls. Die Stärke der Symptome ist nicht konstant, sondern schwankt von Tag zu Tag. Anders als bei der Alzheimer-Demenz schreitet die Erkrankung nicht kontinuierlich fort, sondern entwickelt sich in Sprüngen, die von langen Phasen der Stabilität unterbrochen sein können. Nach einer Akutversorgung sollte ein sorgfältig abgewogenes Blutdruckmanagement besonders den Perfussionsdruck beachten, damit das Gehirn ausreichend mit Sauerstoff versorgt wird.

Parkinson hingegen, in vielen Veröffentlichungen ebenso unter Demenz geführt, ist eine andere Krankheit mit eigenen Ursachen und völlig anderen Symptomen und Verläufen. Der Morbus Parkinson ist eine degenerative Erkrankung des extrapyramidalmotorischen Systems (EPS) oder der Basalganglien. Parkinson ist nach Alzheimer die zweithäufigste sogenannte neurodegenerative Krankheit. Über vier Millionen Menschen sind betroffen, unter ihnen Prominente wie Otfried Fischer, die Boxlegende Muhammed Ali oder Fußballtrainer Udo Lattek. Die Ursache ist meist unklar, die Diagnose schwierig. Aber in jedem Fall verändert die tückische Krankheit das Leben dramatisch.

Bei Alzheimer-Demenz bilden sich im Gehirn des Betroffenen Ablagerungen an den Zellen, sogenannte Plaques, die aus fehlerhaft gefalteten Beta-Amyloid-(Aβ-) Peptiden herrühren und die Zellfunktion zerstören. Gegenüber Parkinson sind das grundsätzlich verschiedene Veränderungen bzw. Erkrankungen.

Die in diesem Ratgeber empfohlenen Aktivitäten wirken aber in gleicher Weise präventiv günstig, auch bei Vaskulärer Demenz und Parkinson.

Allgemeine Merkmale von Demenz

Bereits in den frühen Erkrankungsstadien weisen Demenzkranke durch Zellverluste im Gehirn Einschränkungen in der selbständigen Lebensführung auf. Diese nehmen langsam zu und werden zuerst von den Betroffenen selbst, später auch von den Angehörigen wahrgenommen, oft auch umgekehrt. Die Betroffenen verdrängen gerne die ersten Anzeichen und sind zunächst noch wenig, dann aber zunehmend von der Hilfe Dritter abhängig. Bei fortgeschrittener Erkrankung sind generalisierte kognitive, das heißt verstandesmäßige Funktionseinbußen feststellbar, die umfassende Pflege und Beaufsichtigung, letztlich rund um die Uhr erfordern. Eine solche Entwicklung kann sich über viele Jahre hinziehen. Dementielle Erkrankungen beeinträchtigen neben den kognitiven Fähigkeiten auch nicht-kognitive, wie Wahrnehmung, Affektivität und Persönlichkeitsmerkmale. Insbesondere nichtkognitive Symptome wie Depressionen, Schlafstörungen, Unruhe, Angst, Wahn, Halluzinationen und Aggressionen führen zu einer Verschlechterung der Lebensqualität der Kranken und damit auch zu erheblichen Belastungen für die Betreuenden.

Durch eine gute medizinische Versorgung und Pflege können Demenzkranke heute ein hohes Alter erreichen.

Verlauf dementieller Entwicklung

Aus unserer Umgebung

In unserer Verwandtschaft hatten wir ein Ehepaar, beide hoch intelligent, akademisch gebildet, kulturell interessiert und willensstark, die lange nach ihrer Pensionierung leichte Anzeichen von Vergesslichkeit zeigten. Dies hielt sie nicht davon ab, noch viele Jahre in ihrem Haus und mit Unterstützung einer Hausangestellten gut zu leben bis zum 78. Lebensjahr. Nach kurzer Vollpflege zuhause war eine stationäre Pflege, unabhängig voneinander, kurzfristig notwendig geworden. Beide Partner verloren nacheinander jegliche Personenkenntnis, was im späten Stadium einer Demenz nach Alzheimer als typisch gilt. Als der Onkel im späteren Demenzstadium von einem seiner Enkel wieder einmal zu seiner Frau zu Besuch gebracht wurde, fragte er auf dem Rückweg: „Wer war die Dame, die wir gerade besuchten?" Beide lebten dann noch 5 bzw. 6 Jahre, unabhängig voneinander in geistiger Abgeschiedenheit.

Auch deren Tochter, ebenfalls gebildet, mittlerweile 88 Jahre alt, liegt seit 2010, heute hochgradig dement, in einem Pflegeheim. Die drei Personen waren lebenslang beruflich geistig sehr aktiv, jedoch, besonders in der zweiten Lebenshälfte, nicht auffällig mit Bewegung oder Sport.

In meinem Elternhaus wohnten 3 ältere Personen, zwei Schwestern und ihr Bruder im obersten Geschoss des vierstöckigen Gebäudes. Er war Schreiner, die Schwestern Schneiderin bzw. Haushälterin. Es waren fromme Leute und sie waren in der Hausgemeinschaft beliebt und allzeit hilfsbereit. Als wir Kinder heranwuchsen und sahen, dass Oberles, so hießen sie, täglich die Asche der Öfen vom obersten Stock heruntertrugen und Brennholz und Kohlen nach oben, genauso wie Kartoffeln und sonstige Lebensmittel, boten wir den für uns schon sehr alten Leuten an, ihnen diese Arbeit abzunehmen. Doch lehnten sie eine Hilfe freundlich, aber konsequent ab. Es gehörte zu deren täglichem Programm. Sport oder so etwas kam bei ihnen nicht vor. Sie waren neugierig, lasen die Tageszeitung, hatten einen politischen Standpunkt und führten ein regelmäßiges Leben mit teilweiser Selbstversorgung und täglichen Gängen zur Kirche. Elisabeth konnte den Kindern wunderbar Geschichten erzählen, und eines ihrer größten Vergnügen war es, mit unseren Großneffen Lieder zu singen, zweistimmig!

Alle drei wurden über 90 Jahre alt und starben nach kurzer Krankheit friedlich. Eine alte Schilderuhr aus dem Schwarzwald, von Karl Oberle außen restauriert, erinnert uns heute noch täglich an diese lieben Mitbewohner.

Die genannten Lebensverläufe sind Einzelfälle und können nicht verallgemeinert oder gar als repräsentativ betrachtet werden. Dennoch haben sie uns, unter vielen anderen, auch Anstoß gegeben, uns mit dem Thema Demenz zu befassen.

Erste wissenschaftliche Beschreibung einer Demenzerkennung

Der Verlauf bei unseren Verwandten gleicht weitgehend den Beschreibungen des Psychiaters und Neuropathologen Alois Alzheimer über seine wichtigste Patientin, Auguste Deter. Im Jahre 1901 wurde sie nach vorausgegangenen Verwirrungen und Persönlichkeitsveränderungen in die damals so genannte „Städtische Anstalt für Irre und Epileptische" in Frankfurt am Main eingeliefert. Über das Verhalten der 51-jährigen Patientin hat Alois Alzheimer in ergreifenden Protokollen den damaligen Befund dokumentiert. Frau Deter sagte von sich selbst wiederholt: „Ich habe mich sozusagen verloren".

Alzheimer stellte fest, dass die Patientin keine Orientierung über Zeit oder Aufenthaltsort hatte, sich kaum an Einzelheiten aus ihrem Leben erinnern konnte und oft Antworten gab, die in keinerlei Bezug zur Frage standen. Frau Deters Stimmungen wechselten rasch zwischen Angst, Misstrauen, Ablehnung und Weinerlichkeit. Alzheimer nannte das Krankheitsbild die „Krankheit des Vergessens".

Im Jahr 1906 verstarb Auguste Deter. Die mikroskopische Untersuchung des Gehirns ergab flächenweise zu Grunde gegangene Nervenzellen und Eiweißablagerungen, sogenannte Plaques, in der gesamten Hirnrinde. Ende 1906 stellte Alzheimer auf einer Fachtagung in Tübingen das später nach ihm benannte Krankheitsbild als eigenständige Krankheit vor.

Fazit

Demenz ist eine Erkrankung des Stammhirns und beruht auf Ablagerungen bzw. auf dem Verlust von Zellen. Dadurch gehen nacheinander geistig verankerte Kenntnisse und Fähigkeiten verloren. Demenz ist unter statistischen Gesichtspunkten zu betrachten. Die Wahrscheinlichkeit, dement zu werden, steigt mit wachsendem Lebensalter.

Da die Schulmedizin derzeit noch keine Therapie für Demenz hat, liegt es nahe, die bekannten, wirksamen natürlichen Maßnahmen zu ergreifen, um den Verlauf einer Demenz zu verlangsamen oder das Risiko, überhaupt dement zu werden, zu senken: durch geistige und körperliche Aktivität.

Das kommt gelegentlich auch vor

→ Interaktion zu vieler Medikamente

In der renommierten Zeitschrift „Naturarzt“ vom September 2014 berichtet der Präsident des Deutschen Naturheilbunds, Willy Hauser, über die Geschichte einer von einem Hausarzt, einem Orthopäden und einem Neurologen versorgten, alleinlebenden 72 Jahre alten Dame. Ihr Sohn sorgte sich um ihre schlechter werdende Befindlichkeit und fand bei ihr 14 verschiedene Medikamente, die sie täglich einnehmen musste. Die Anfrage des Sohnes beim Hausarzt verlief sehr knapp: Es liege der Verdacht auf Demenz vor, und man solle für einen Platz im Pflegeheim sorgen. Der Sohn kannte einen anderen Arzt, den er um Hilfe bat und der die Mutter in stationäre Behandlung aufnahm. Der Stationsarzt setzte zuerst alle Medikamente kontrolliert ab. Zu den engmaschigen Kontrollen, etwa des Blutdrucks, kamen im Lauf der Tage Ernährungsumstellung, Ergotherapie, Gruppengespräche etc. hinzu. Nach vier Wochen war die Mutter wieder zuhause und führte mit wenigen Medikamenten die Behandlungen weiter. Nun kümmerte sich der Sohn von seinem entfernten Wohnort aus erfolgreich um verschiedene Kontakte, damit eine Vereinsamung vermieden und das Leben der Mutter wieder sehr lebenswert wurde.

In diesem Fall könnte eine beginnende Vaskuläre Demenz vermutet werden. Der Perfussionsdruck in den Gefäßen des Gehirns muss für ausreichend Sauerstoff im Gehirn sorgen. Somit ist nicht ein niedriger, sondern mit einem kompetent geführten Blutdruckmanagement ein ausreichend hoher Blutdruck anzustreben.

Vorsicht bei der Diagnose „Demenz"

Im fortgeschrittenen Alter werden wir alle vergesslicher, unsere Hirnleistung lässt partiell nach. Nicht immer ist das ein Zeichen von Demenz. Sehr oft führen eine depressive Erkrankung oder zum Beispiel ein Vitamin B-Mangel bei einseitiger Ernährung zu ähnlichen Symptomen. Eine zu tiefe Blutdruckabsenkung unter 140/70 kann bei einem alten Menschen wegen des geringen Perfussionsdrucks ähnliche Störungen erzeugen. Eine kompetente Einstellung des Blutdrucks ist daher essentiell. Auch Schilddrüsenunterfunktionen führen u. U. zu vergleichbarer Symptomatik. Dies gilt es abzuklären.

Aber Vorsicht: Selbst ein großer Zellverlust kann oft noch gut kompensiert werden. Zellverlust im Bereich des Stammhirns (Stammganghirn) kann bei kleiner Zellenzahl und wichtigen Steuerungsfunktionen schwerer wiegen.

Die folgenden Beobachtungen und Praxistests können Hinweise geben, nach denen bei Auffälligkeit zu einer ärztlichen Konsultation geraten wird.

Mögliche Frühsymptome einer Demenz

Orientierung fällt schwerer

Wenn ich ein bestimmtes Ziel in der Stadt nicht mehr finde, dann ist das ein Zeichen von Orientierungsverlust. Gleiches gilt für die Orientierung in Gebäuden, sogar in Wohnungen.

- Man findet seinen Heimweg nicht mehr so einfach wie bisher.

Gedächtnis lässt stark nach

Auffallende Vergesslichkeit von Geschehnissen, besonders im nahen Zeitraum, gibt einen Hinweis auf ein reduziertes Kurzzeitgedächtnis.

- Man geht in den Keller und weiß nicht mehr, was man wollte.

Organisationsschwäche

Die Organisation eines kleinen Ausflugs mit geeigneter Kleidung etc. und das Treffen zu bestimmter Zeit an einem bestimmten Ort klappen nicht mehr richtig.

- Die Medikamente werden nicht mehr pünktlich und richtig genommen.

Koordination und Motorik

Die tägliche Pflege fällt schwerer als früher, das Zähneputzen etwa, und die Arbeiten im Haus.

- Das Öffnen einer Verpackung und das Eingießen aus einer Flasche fallen schwer.

Verhalten zu Mitmenschen

Ist jemand beim Umgang mit vertrauten Personen vorsichtiger oder verändert? Ist die Person gegenüber Angehörigen zunehmend misstrauisch?

Feinmotorik
Kann jemand nicht mehr gleich schön schreiben wie früher? Kann die Person ein Uhrenzifferblatt zeichnen, auf dem die Zeiger die Zeit 20 Minuten nach 11 Uhr anzeigen?

Interesselosigkeit
Zeigt jemand nachlassendes Interesse an allem, was um ihn herum passiert? Schwindet sogar das Interesse an jungen Angehörigen?

Sind bei einem oder mehreren der sieben Beobachtungsfelder markante Veränderungen erkennbar, dann ist eine ärztliche Konsultation anzuraten. Über den Hausarzt sollte eine Neurologie-Praxis oder die Ambulanz einer Neurologischen Klinik aufgesucht werden.

Was passiert in unserem Gehirn alles?

Es begegnet uns der Begriff der Neuroplastizität, der eine strategische und regenerierende Qualität unseres Gehirns beschreibt. Hier sollte man die heute bekannten Funktionen des Gehirns und der Synapsen erklären, doch das ist ein sehr großes Fachgebiet. Mit der folgenden Information aus dem Internet können Sie sich das einfach erklären lassen. (http://www.airflag.com/Hirn/w3/w3Gehirn.html)

Die Auswirkungen erklären die folgenden 3 Experten in spannender Weise. Seit es möglich ist, mit hochauflösenden bildgebenden Verfahren in das lebendige Gehirn des Menschen zu sehen und beim Denken förmlich zuzuschauen, wissen wir, wie fähig unser Gehirn und unser Gefühl wirklich sind. Dazu empfiehlt es sich, u. a. die folgenden drei Veröffentlichungen nachzulesen oder zu sehen:

- Gerald Huether, „Was wir sind und was wir sein könnten“ Verlag Fischer bzw. https://www.youtube.com/watch?v=zW1U-JUl7tg
- Wolf Singer http://www.philosophie.uni-muenchen.de/lehreinheiten/philosophie_4/dokumente/jnr_singer.pdf
- Manfred Spitzer „Das Gehirn“ Rowohlt-Verlag bzw. http://www.youtube.com/watch?v=iXUbnYuSnOc

Und wie kommt es zur Demenz?

„Muskelaufbau ist in jedem Alter möglich, Neues lernen ebenso“, sagt Frau Prof. Dr. Daniela Berg, Oberärztin für Neurologie mit Schwerpunkt Neurodegenerative Erkrankungen an der Universität Tübingen.

Eine gute Beschreibung und Einordnung gibt Frau Prof. Dr. Berg im folgenden SWR-Interview (http://www.swr.de/swr1/bw/programm/prof/-/id=446250/did=11224826/nid=446250/78kx6w/index.html):

An dieser Stelle richten wir einen Blick auf die neueren Errungenschaften der Hirnforschung, wie sie von Frau Dr. Berg beschrieben und eingesetzt werden. Die milliardenfache Zellenzahl mit ähnlich vielen Verknüpfungsmöglichkeiten ist anfangs im Gehirn des Kindes ein riesiges, nur in seinen notwendigen Elementarfunktionen informiertes bzw. programmiertes System. Wie man heute weiß, lernt ein kindliches Gehirn ohne Unterlass und mit sehr hoher Geschwindigkeit. Das hohe Tempo nimmt im Laufe der Zeit ab und im späteren Leben gehen auch Zellen verloren. Was macht unser Gehirn dann? Die Zahl der vorhandenen Zellen beträgt immer noch ein Vielfaches von dem, was wir bewusst in unserem Leben in Anspruch nehmen. Sobald nun viele Zellen und damit Wissen verloren gehen, ist das Gehirn von sich aus in der Lage, Wissen in anderen Zellen durch Kombinieren oder Neulernen zu generieren. Bei Bedarf, also dem Verlust programmierter Zellen, ersetzt das Gehirn diese durch andere, ohne dass wir das merken;

allenfalls registrieren wir das Fehlen von zuvor Gewusstem, das wir in Windeseile rekonstruieren.

Die Fähigkeit der Selbstorganisation des Gehirns wird als Neuroplastizität bezeichnet. Es kann aus einem riesigen, aber endlichen Vorrat schöpfen. Den Bestand und Verlauf, die Masse von funktionierenden und nicht mehr funktionierenden Zellen im Stammhirn (schwarze Masse) kann man heute sichtbar machen. Wenn sehr viele Zellen verloren sind und das Gehirn nicht mehr beliebig auf andere gesunde Zellen ausweichen kann, dann wird dies durch Verhaltensmängel auffällig. Bei Diagnose von Demenz ist im Stammhirn also vorher schon sehr viel passiert.

Was können wir damit anfangen?

Mit Ultraschalldiagnostik und anderen bildgebenden Verfahren wird heute der Zustand bzw. der Fortschritt von Demenz oder Parkinson sichtbar gemacht.

Doch was haben Sie davon, wenn Sie sich bei gesundem Befinden auf eine solche Diagnostik einlassen? Sie können medizinisch wenig retten oder beeinflussen. Sie können sich aber, anstatt sich zu versichern oder zu verunsichern, gleich so verhalten, wie Sie mit drohender oder gar fortschreitender Demenz gezwungen wären, sich zu verhalten.

Dazu wollen wir Sie in der Folge veranlassen, ja begeistern, denn eine neue Verhaltensweise kann Ihnen große Freude an einem neuen aktiven Leben bereiten. Der kompetente Hirnforscher Gerald Hüther sagt: „Das Gehirn ist zeitlebens formbar."

Ob einer Demenz vorgebeugt werden kann, wird derzeit immer noch infrage gestellt. Der „wissenschaftliche Nachweis“ fehlt bisher. Was heißt das?

Ein wissenschaftlicher Nachweis kann nur mit Blind- bzw. Doppelblindversuchen erbracht werden. Dabei müssen von einer repräsentativen Gesamtheit von Patienten Versuche mit Wirkmitteln, welcher Art auch immer, angewendet werden, wobei die eine Hälfte der Patienten mit einem Placebo, also einem nicht wirksamen Mittel, bedient wird und die andere mit zu testenden Wirkmitteln. Die Patienten, also die Teilnehmer an einem Blindversuch, wissen nicht, welches Mittel, Placebo oder Wirkmittel, sie erhalten. Beim Doppelblindversuch wissen auch die anwendenden Ärzte und das Pflegepersonal nicht, welches Mittel sie vergeben. Nach einer längeren Anwendungszeit, im Fall von Demenzuntersuchung von mehreren oder gar vielen Jahren, kann die Auswertung beginnen.

Es gibt durch laufende Untersuchungen ständigen Erkenntnisgewinn, doch zeichnet sich bisher keine wissenschaftliche Studie ab, die kurzfristigen Heilerfolg verspricht.

Beispiel einer Studie von Frau Prof. Dr. Daniela Berg

Mit der TREND-Studie, (‚Trend‘ steht für Tübinger Erhebung von Risikofaktoren zur Erkennung von Neurodegeneration), deren Studienleiterin Frau Dr. Berg ist, sollen frühzeitig Symptome durch nichtinvasive Untersuchungen zur Früherkennung für Parkinson und Alzheimer entdeckt werden. Die auf 20 Jahre angelegte Studie untersucht dafür, im Abstand von zwei Jahren, 1.200 Menschen aus Tübingen und Stuttgart. Darüber hinaus entwickelte Frau Dr. Berg eine Ultraschalluntersuchung des Gehirns, die sogenannte transkranielle Sonografie. Diese kann frühzeitig eine Veränderung der „Substantia nigra", der schwarzen Masse in einem Bereich im Gehirn, der für die motorischen Symptome der Parkinsonerkrankung verantwortlich ist, darstellen, und das bevor Patienten typische Symptome von Bewegungsstörungen zeigen.

Man kann am Studienziel dieser Studie vermuten, wo die Wissenschaft im Moment steht: mitten in der Diagnostik und noch nicht bei der Therapie. Es lässt sich leicht vorstellen, welch hoher Zeit- und Organisationsaufwand hierfür erforderlich ist und welche Kosten entstehen. Diese Versuche setzen allein dafür einen erheblichen Kapitaleinsatz voraus, von der Entwicklung von Wirkmitteln, welcher Art auch immer, ganz zu schweigen. So etwas muss, wie in diesem Fall, von der staatlich finanzierten Wissenschaft oder auch von Interessenträgern aufgebracht werden. Die Pharma-Industrie ist in der Lage, dafür große Beträge einzusetzen, und das tut sie auch, weil danach ertragreiche Geschäfte erwartet werden können.

Wenn natürliche Diagnose- und Heilverfahren untersucht werden sollen, dann steht ja nur ein geringes wirtschaftliches Interesse eines Unternehmens dahinter, also sind auch wenig Gelder dafür vorhanden. Ein solcher Versuch ist im Interesse der Volksgesundheit und zur Eingrenzung eines befürchteten Pflegenotstandes von großer Bedeutung. Solche Aktionen sollten vom Bundesministerium für Gesundheit noch mehr in Gang gesetzt werden.

Demenz-Risiko zu senken ist möglich

Immer mehr Studien zeigen, dass vom richtigen Verhalten und von Einstellungen und Ernährung des Einzelnen eine günstige Wirkung auf den Alterungsprozess ausgehen kann. Wir wollen die Demenz-Prävention aufgrund natürlicher Erfahrungen angehen, indem wir das heute schon verfügbare Wissen aus Wissenschaft und Praxis anwenden.

„Demenzrisiko ist genetisch zu etwa 10 bis 20% vorbestimmt", nimmt James W. Vaupel, der amerikanische Professor für Gerontologie und Demographie an. Er geht davon aus, dass dies auch in jedem Stadium weitgehend beeinflussbar ist.
„Körperliche und geistige Bewegung, z. B. Sport, bewirkt sechsmal mehr fürs Geld als (heute verfügbare) Medizin", sagte Prof. Dr. Ansgar Thiel, leitender Sportsoziologe an der Universität Tübingen, in einem Lehrgang im Jahr 2013. Er plädiert für einen stärkeren Einsatz von Geldmitteln zur Förderung körperlicher und geistiger Aktivierung der Bevölkerung (A. Thiel, „Altern ist keine Katastrophe!", 8. Sportkongress des STB 21.10.2011.)

Studien in England und in den USA zeigten neuerdings, dass die Demenzhäufigkeit bei höherer Bildung zurückgehen kann. Wenn sich diese Ergebnisse erhärten, dann können wir bei der Ausbreitung auf eine positive Entwicklung hoffen, zumindest in unserer Bildungsgesellschaft.

Frau Dr. Berg praktiziert Begleittherapien in der Behandlung und Pflege von Demenz mit folgenden Schwerpunkten:

1. Intensive körperliche Bewegung: „Bewegung ist extrem wichtig, für meine Patienten und auch für mich. Joggen ist z. B. für mich gut."

2. Geistige Aktivierung: „Meine Arbeit gibt mir viel, ist gewissermaßen mein Hobby."
3. Mentale Erhaltung: „Sinn- und freudeorientierter Lebensstil schützt. Alle Beziehungen sind von entscheidender Bedeutung."
4. Richtige Ernährung: „Stoffwechsel und Ernährung spielen eine große Rolle". Frau Berg empfiehlt leichte mediterrane Kost. Umweltgifte wie Pflanzenschutzmittel sind als Risikofaktoren bekannt, sie spielen in Deutschland ihrer Ansicht nach eine geringere Rolle.

„Je früher man mit einer Therapie beginnt, desto besser", sagt Daniela Berg. Wir legen Ihnen nahe, sogar noch früher, präventiv, zu beginnen, ab heute.

Was bedeutet Prävention?

In der Homepage des Zentrums für ambulante Rehabilitation (ZAR) ist zu lesen:

> „Die meisten Krankheiten werden im Laufe des Lebens erworben. Daher ist es umso wichtiger, rechtzeitig gegenzusteuern. Das ZAR Tübingen am Universitätsklinikum bietet professionelle Vorsorgeprogramme auf hohem therapeutischem Niveau. Dabei wird nicht zuletzt die Freude an der Bewegung gefördert, denn Gesundheit soll Spaß machen! Egal, ob Sie 18 oder 80 Jahre alt sind – mit unseren präventiven Angeboten können Sie immer etwas für Ihre Gesundheit tun."

Das Geriatrische Zentrum am Universitätsklinikum Tübingen hat schon im Jahr 2013 unter dem Titel „Update Demenz und Präventionsstrategien“ den Präventionsmaßnahmen einen wichtigen Platz zugeordnet. Unter dem Seminartitel „Prävention 50plus“ wurden die Themen „Was hält Körper und Geist jung?“, „Gesunde Ernährung“, „Bewegung Sport und Alltagsaktivität“ und „Geistige Aktivitäten und soziales Engagement“ ausführlich vorgestellt.

Dort heißt es: „Die Prävention hat inzwischen einen hohen Stellenwert im Gesundheitswesen. Daher werden unsere Programme in der Regel von der Krankenkasse mit bis zu 80 Prozent bezuschusst! Erkundigen Sie sich bei Ihrer Krankenkasse nach möglichen Zuschüssen.“

Finanzierung von Wissenschaft und Forschung

Die Ergründung von Krankheiten wie Demenz oder Parkinson ist ein bedeutendes Ziel der Gesundheits- und Wissenschaftspolitik und der Wirtschaft. Erhaltung von Gesundheit und Heilung stehen an oberster Stelle. Letztlich kann dies nur durch

- Politik, die einen hohen Wissensstand, Forschungsinvestitionen und Gesundheitssystem fördert,
- Fort- und Weiterbildung des Ärzte- und Pflegepersonals
- Forschungs- und Wirtschaftsleistung der Pharmakologie, der Naturheilkunde und der Krankenhäuser

zustande kommen. Die Wirtschaft, die eine Realisierung sinnvoller Weise mit Gewinnaussicht verbindet, forscht mit hohem Einsatz an den pharmakologischen Mitteln zur Therapie. Doch ist dies zu relativieren: Es wird kolportiert, dass in die Entwicklung von Viagra u. ä. immer noch erheblich mehr investiert wird.

Demzufolge ist für Prävention in der Wirtschaft wenig Interesse vorhanden. Hier ist das Bundesministerium für Gesundheit gefragt.

Fazit

Die Erfahrungen mit den natürlichen, in der Therapie der beginnenden Demenz angewendeten Möglichkeiten zeigen: Wir können das, was in der Demenztherapie und Pflege von Patienten anerkannt hilfreich ist, uns schon heute zunutze machen und damit das Eintreten einer dementiellen Erkrankung hinausschieben. Es wäre geradezu unethisch, diese Chancen zu verschweigen und nicht wahrzunehmen.

„Chancen" sind in diesem Zusammenhang als eine sehr gute Aussicht auf Erfolg zu bewerten. Niemand hat im Leben eine Garantie auf irgendetwas. Unterlasse ich aber eine erfolgversprechende Maßnahme, die nichts kostet, außer meine Zeit, und auch noch Freude bereiten kann, dann verschenke ich wahrscheinlich heute schon Lebensqualität und erst recht für die Zukunft. Der erfolgreiche Weg ist die aktive und heitere Lebensweise mit dem Ziel:

Mit Freude alt werden, möglichst selbstständig und damit ohne oder erst spät auftretende Demenz.

Im Folgenden möchten wir Sie unterstützen, Ihren eigenen Weg zu einem guten, langen Leben zu finden.

3.
Körperliche Bewegung

Erste Botschaft: Vorbeugung geht gut mit Sport, es geht aber auch ohne Sport.

Mit offenen Sinnen hinauszugehen, ohne Ideologien den Kopf und den Körper in Einklang zu bringen, gibt es etwas Schöneres? In unserer effizienzoptimierten Welt ist uns dieser Gedanken fast fremd geworden; alles „Richtige“ scheint vorgegeben. Jeder kann Freude an der Bewegung oder die Magie eines Waldspazierganges selbst erleben und dabei sich wiederfinden. Erinnern wir uns an unsere Kindheit: Genau dazu hatten wir Lust. Sportlern muss man das nicht lange erklären, doch wir haben uns vorgenommen, auch sportferne Menschen an diese Lust zu erinnern und neu teilhaben zu lassen.

Nach neuen Erkenntnissen ist die körperliche Bewegung das Wichtigste bei der Demenzprävention. Sie sorgt für guten Sauerstofftransport und tut uns auch mental gut. Sofern Sie sich regelmäßig bewegen, liegen Sie richtig. Ausdauersport ist sehr geeignet, und da Sportarten meist eine Lobby haben, brauchen Sie hier nur kurze Hinweise. Einen kleinen Ausdauersport-Überblick mit den richtigen Kommentaren gibt z. B. Prof. Dr. Ingo Froböse in seinem Buch „Vital ab fünfzig“ Verlag Hirzel, oder unter: http://www.youtube.com/watch?v=ZpibLw4ayuI

Auch ohne Sport

Jeder weiß, wie und wo Sport getrieben wird und wo Sport angeboten wird. Wir haben uns vorgenommen, auch die Nichtsportler mitzunehmen auf unsere Mobilisierungstour. Alternative und lustvolle Bewegungsmuster, die nicht unter „Sport" geführt werden, haben wir erprobt und berichten im Folgenden darüber.

In unserer Entwicklung zum heutigen Menschen haben wir noch vor relativ kurzer Zeit, bis vor etwa 10 000 Jahren, als Jäger und Sammler unser Leben bestritten. Damals legten wir täglich ca. 10 bis 20 km zurück, um unseren Bedarf an Nahrung zu befriedigen. Dann begannen wir, sesshaft zu werden, was wir bis heute als Menschen in Europa weitgehend sind, und betrieben an einem festen Ort Land- und Viehwirtschaft. Unsere Erfindungsgabe und unser heute noch gültiger genetischer Bauplan ermöglichten uns, diese zum Teil schwere Arbeit zu gestalten und zu bewältigen. Bis zur Erfindung der Dampfmaschine vor etwa 250 Jahren verlangte uns das tägliche Leben extrem viel körperliche Energie ab, was mit frühzeitigem Verschleiß der Gesundheit bezahlt werden musste. Die Hilfe durch Pferde und Kutschen erleichterte manches für die wenigen, die darüber verfügten. Auch in der Folgezeit war viel körperliche Arbeit notwendig, um weite Wege zurückzulegen, Geräte zu betreiben und z. B. Schienen, Fahrzeuge und Lokomotiven herzustellen. Die dazu notwendigen Fähigkeiten nutzten wir, bis uns die moderne Technik viele schwere Aufgaben abnahm und bis heute fast alle Distanzen mit Fahrzeugen und Aufzügen bewältigen lässt. Durch die begehrte Bequemlichkeit kam manchem von uns in seinem beruflichen wie im privaten Leben die körperliche Leistungsfähigkeit abhanden. Doch wir haben die Chance, unsere ursprünglichen Fähigkeiten in jeder, auch späten Lebensphase zurückzuholen. Man kann jederzeit anfangen, sich mehr zu bewegen, sofern man nicht schon dabei ist, sich körperlich zu betätigen.

Einem großen Irrtum würden Sie unterliegen, wenn Sie in den Ruhestand gingen und meinten, dass Sie es sich nun bequem einrichten und Sie sich schonen könnten. Natürlich sollten Sie erst mal Ihren Beruf loslassen, so etwas kann Monate dauern. Dann aber gilt es, umzuschalten vom fremdbestimmten auf das eigenbestimmte Dasein. Ein neues Leben liegt vor Ihnen und eröffnet Ihnen nie dagewesene Möglichkeiten.

Nach heutigem Wissensstand ist nicht Schonung, sondern körperliche und geistige Aktivität lebenserhaltend, somit die wichtigste Quelle von Freude und gleichzeitig die beste Prävention gegen Demenz. Bewegung ist Leben, und mit Bewegung geht auch eine mentale Aktivierung einher. Die Neigung oder Vorliebe zu Bewegung ist aber sehr unterschiedlich. In unserer Gesellschaft haben wir es nach dem Sportsoziologen Prof. Dr. Ansgar Thiel von der Universität Tübingen, insbesondere im Alter um 50, mit drei Kategorien zu tun:

- Aktive, regelmäßig praktizierende Sportler machen etwa 30% aus, mehrheitlich Männer. Denen kann es oft nicht genug sein, sie haben ziemlich gute Karten auf dem Gebiet des Körpertrainings, wenn sie Sport klug betreiben. Sport ist eine englische Erfindung. In der englischen Sprache kommt Sport von disport, „Zerstreuung, Vergnügen", was früher ursprünglich in oberen Gesellschaftskreisen, die dafür Zeit und Muße hatten, praktiziert wurde. Inzwischen ist nachgewiesen, dass mit Bewegung bzw. Sport tatsächlich eine mentale Aufhellung einhergeht.

- Ehemalige Sportler haben sich lange selbst vernachlässigt und wollen oder müssen sich wieder aufraffen, egal wie. Etwa 20% sind das.

- Und dann gibt es noch Sportferne, Männer und vor allem Frauen, die als Gruppe etwa die Hälfte unserer Gesellschaft repräsentieren.

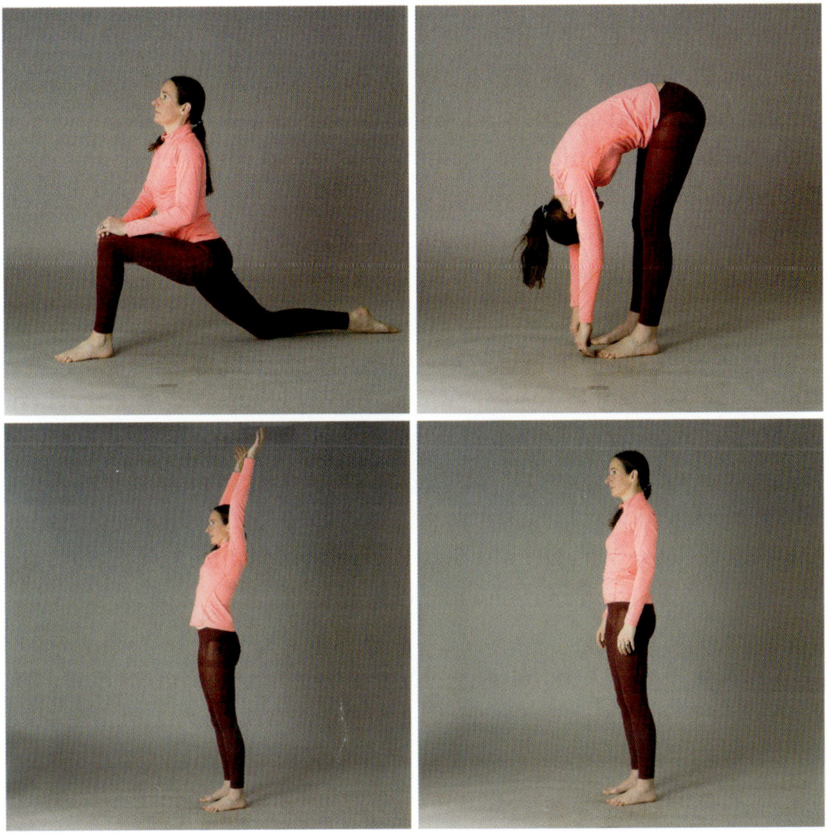

Yoga, Gruß an die Sonne in 10 Schritten
(Linksstehende Bilder: Einatmen – Rechte Bilder: Ausatmen)

„Die Raupe Nimmersatt“ ist auch eine gute Übung für alle, morgens beim Aufstehen: Mit den Zehen auf dem (Teppich)-Boden sich vorwärtsrobben. Das geht anfangs gar nicht oder nur millimeterweise, dann langsam besser. Selbst wenn Sie nicht vorwärtskommen, die Übung stärkt das Fußgewölbe. Üben Sie gleichzeitig mit den Händen: Krallen, Spreizen, Krallen -....10 Sekunden und dann 20 Sekunden erholen und wiederholen.

Direkt anschließend an diese Übung erinnern wir Sie an glückliche Kindheitserlebnisse mit dem Barfußgehen. Wann immer Sie die Gelegenheit haben und gesund sind, gehen Sie barfuß, und zwar richtig, aus Sicherheitsgründen nicht in Strümpfen. Das taktile Erlebnis mit dem Boden und dessen Temperatur belebt Sie, drinnen wie draußen. In den Ferien am Strand sowieso. Nur übertreiben Sie es damit nicht.

Wenn Sie vom Typus her ein Frühmensch sind, dann – und nur dann – können Sie vor dem Frühstück mit intensiven Übungen weitermachen, bis Sie ins Schwitzen kommen. Statische Halteübungen, angedeutete Situps (aus dem Liegen auf fester Unterlage schmerzfrei in Richtung Sitzen bewegen) und Liegestütze gehören dazu. Sie erfüllen sich damit ein weiteres Tagesziel. Der alte Sebastian Kneipp lehrte es: „Einmal am Tag aus eigener Kraft ins Schwitzen kommen!"

Gymnastik und Aktivität am Morgen beleben und machen einen auch innerlich richtig warm. Das ist die beste Voraussetzung für eine anschließende Kaltwasseranwendung, man bekommt sogar Lust auf kaltes Wasser. Sebastian Kneipp lässt grüßen. Dazu noch ein Wort: Unterschiedlich, wie wir nun einmal sind, fällt manchem leicht, sich am frühen Morgen kaltem Wasser auszusetzen, an welchen Körperpartien auch immer. Mir als Autor graut es davor, weil ich eine Frierkatze bin. Dennoch wasche ich meinen Oberkörper komplett kalt, jeden Morgen. Das tut mir richtig gut, weil ich vorher nicht nur einfache Gymnastik, sondern anschließend auch Kraftübungen mache und mich aufwärme. Ich bin schon vorher richtig wach, nach der kalten Wäsche erst recht.

Nur ganz Frühaktive können schon vor dem Frühstück rausgehen zum Walken oder Joggen, in Schuhen natürlich.

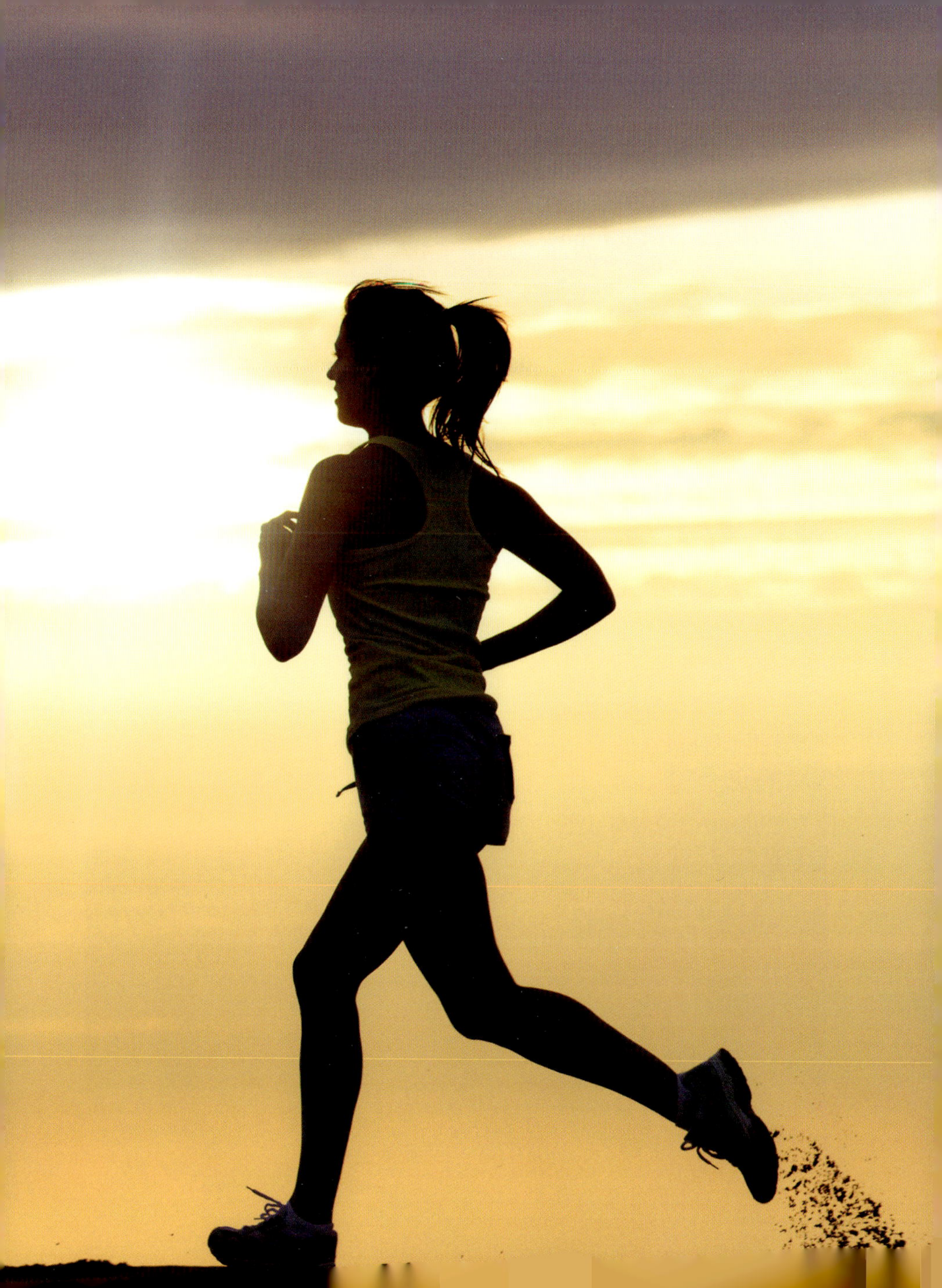

Vorbilder

Radäcker-Gymnastikgruppe

Alle sind über 80, manche über 90 Jahre alt. Sehen Sie diesen vitalen Menschen das an? Wenige haben früher Sport getrieben, doch sie waren alle immer tätig und in Bewegung. Innerhalb einer Stunde nach Streck- und Dehnübungen folgt ein Aufwärm-Training und danach eine Reihe von Übungen aus der traditionellen Gymnastik, den Fünf Esslingern, dem Qui Gong sowie Terraband-Kraftübungen und Ballspielen. Neben der Balance gilt die besondere Freude dem Ballspiel mit dem damit einhergehenden Reaktionstraining.

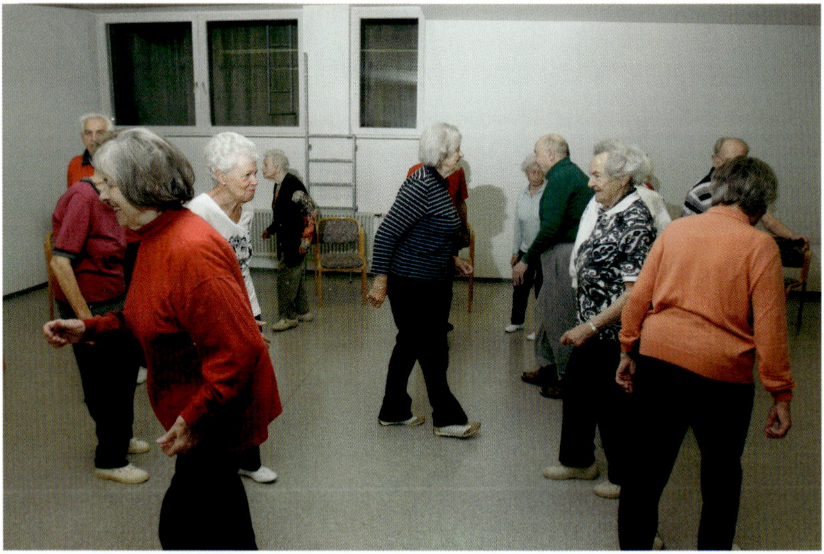

Zügiges Gehen, durcheinander in engem Raum fordert Ausweichreaktionen

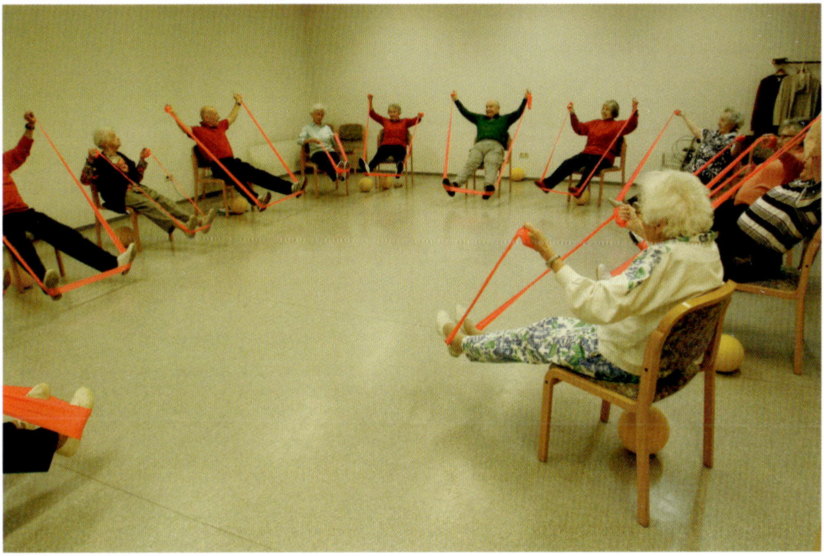

Kraft- und Beckenbodentraining der aktiven Alten

Jeden Mittwoch wird unter Anleitung geübt, Gleiches üben die Teilnehmer in der Woche mehrmals daheim.

Weitere Gymnastik-Beispiele finden Sie bei Prof. Ingo Froböse, Sporthochschule Köln. Er empfiehlt ein paar Übungen, die man überall praktizieren kann. Schauen Sie mal rein und machen Sie am besten gleich bei ihm mit:

http://www.planet-wissen.de/natur_technik/anatomie_mensch/fitness/av_muskeln_uebung5.jsp Dass dies alles bei richtiger Ausführung zu einem starken Rücken führt, versteht sich am Rande.

Bewegungs- und Sportarten

Nun empfehlen wir Aktivitäten, wertfrei in alphabetischer Reihenfolge. Sie werden „Ihr" Bewegungsprogramm aus den bisherigen Empfehlungen oder den nun folgenden finden: Danach praktizieren Sie es mit zunehmender Freude und Intensität. Kommen Sie dabei richtig ins Schwitzen, anhaltend, und trinken Sie genug. Behalten Sie anfangs Ihren Puls unter Kontrolle.

Ihr Gewicht regulieren Sie mit Bewegung und richtigem Essen. Generell gilt:

Immer warmhalten

Wichtig für alle Bewegungen: Machen und halten Sie sich immer warm! Außen tragen Sie Kleidung, mit der Sie regulieren können. Abgesehen von einem Hitzestau in der Sonne kann man selten zu warm sein. Ein einziges Mal frieren ist schon zu viel. Stehen Sie nach der Beanspruchung nicht zum Schwätzen herum, sondern bleiben Sie in Bewegung und gehen baldmöglichst unter ein Dach bzw. in die Wärme! Im Auto sollten Sie eine Sitzheizung haben. Das ist auch im Alltag ein guter Erkältungsschutz. In der Natur finden Sie – außer in der Arktik – kein Tier, das sich freiwillig mit dem Rücken auf die kalte Erde wirft. Mit unseren Liegepositionen im Auto tun wir genau das.

Wärme ist unbedingte Voraussetzung für Wohlbefinden und Leistungsfähigkeit. Hier sind wir sehr unterschiedlich veranlagt. Manchen ist es ständig zu warm, andere frieren unter gleichen Bedingungen. Jeder muss das mit seiner Kleidung und seinen Umgebungsbedingungen selbst regeln. Dass andauernde Kälte abhärten soll, ist heute überholt.

Aerobik und Zumba

Vor 40 Jahren machte die Fitnessikone Jane Fonda mit Aerobik Furore, weil sie eine rhythmische Gymnastik nach fetziger Musik zum Lifestyle erhob. Sie hatte schon zuvor eine tolle Figur und verstand es, Aerobik als Ursache für ihre Fitness unter die Leute zu bringen. Wie auch immer, es macht tänzerischen Spaß und bringt Kreislauf und Figur auf Zack.

Heute ist bei jungen Leuten Zumba, eine noch schärfere Form von tänzerischer Gymnastik, in. Seine Tochter traf der Autor neulich auf einer Geschäftsreise am Bodensee im Hotel, wie sie die Wartezeit nicht im warmen Hotelpool verbrachte, sondern auf ihrem Zimmer mit Zumba vor ihrem Laptop. Entsprechend kommt sie daher.

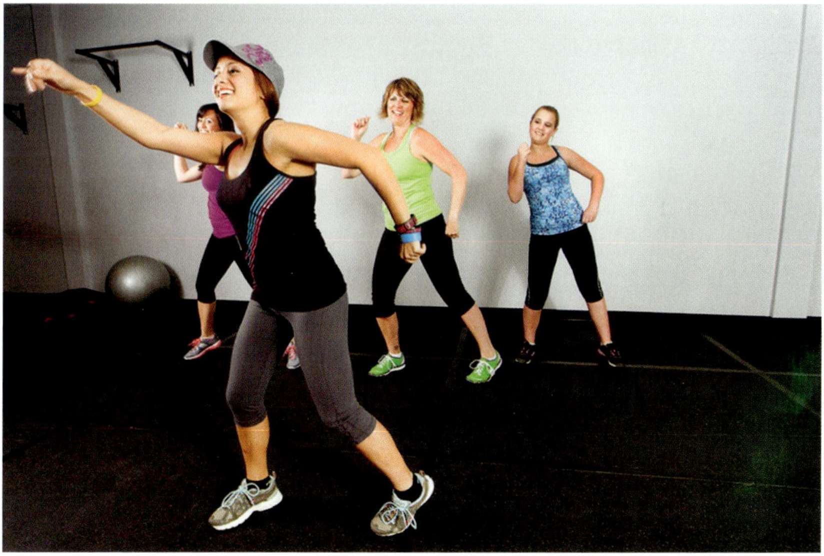

Zumba ist fetzig.

Aqua-Jogging und Wassergymnastik

Wenn Sie ungeübt sind, nicht schwimmen wollen oder können und sich trotzdem im temperierten Wasser wohlfühlen, dann kann Gymnastik und Joggen im Wasser die Übung Ihrer Wahl werden. In vielen Bädern wird das zu bestimmten Zeiten angeboten, zum Teil sogar ohne Kursgebühren. Man kann das auch alleine oder in kleinen Gruppen üben, das verlangt aber Selbstdisziplin. Auch im Wasser kommt man ins Schwitzen. Geben Sie sich ein Zeitziel, Uhren sehen Sie im Schwimmbad immer.

Nach Verletzungen oder zur Rehabilitation aus verschiedenen Anlässen gibt es kaum etwas Besseres als Bewegung im Wasser, weil Sie sich beinahe schwerelos bewegen können.

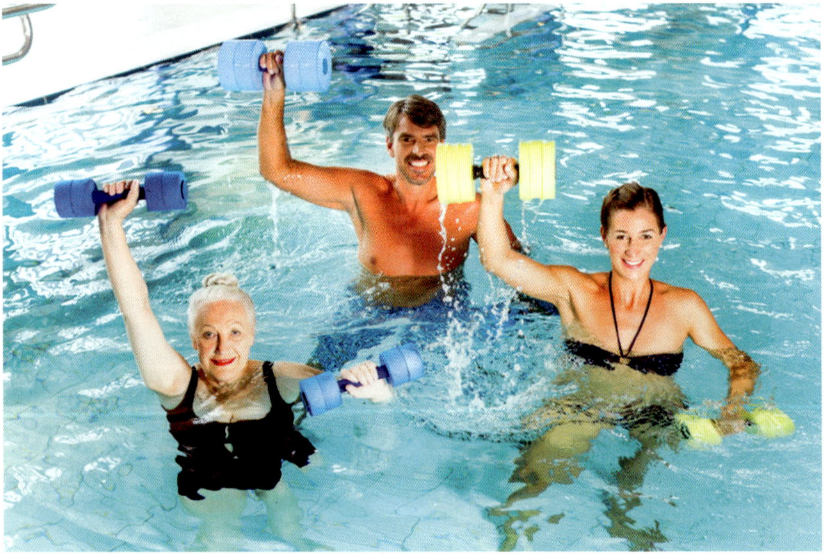

Mit Wassergymnastik bewegen Sie sich fast schwerelos.

Fünf Esslinger

Bei den Fünf Esslingern handelt es sich um von Dr. Martin Runge, Esslingen, wissenschaftlich begründete und in Studien überprüfte fünf Gruppen von Übungen. Diese haben das Ziel, die körperliche Fitness auch in der zweiten Lebenshälfte so lange wie möglich hochzuhalten. Wir lehren nach diesem Konzept und üben es selbst, täglich.

Die folgenden Übungen stellen eine Auswahl des Programms der „Fünf Esslinger" dar. Eine Broschüre mit allen Übungen, ausführlich erklärt, erhalten Sie für 5,00 Euro bei Dr. Martin Runge, Kennenburger Straße 63, 73732 Esslingen, eine noch empfehlenswertere DVD für 15,00 EURO.

Aus jeder Gruppe ein Übungsbeispiel mit freundlicher Erlaubnis von Herrn Dr. Runge:

1. Balance auf einem Bein

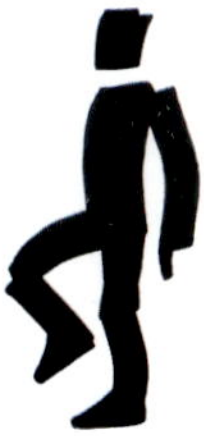

Einbeinstand: Das Körpergewicht wird bei dieser Übung auf ein Bein verlagert, während sich das andere Bein vom Boden abhebt. Diese Übung kann anfangs auch mit Festhalten durchgeführt werden. Der Einbeinstand sollte mit zunehmender Balance bis zu zehn Sekunden gehalten werden. Danach Wechsel auf das andere Bein.

2. Dehnung

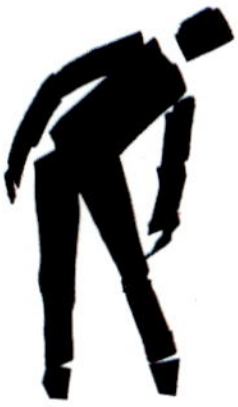

Rumpfneigung zur Seite: Die Füße stehen hüftbreit. Sie beugen sich langsam seitwärts, so dass die Hand am Oberschenkel entlanggleitet. Etwa acht Sekunden halten und zur anderen Seite wechseln.

3. Wippen & Hüpfen

"Rückkehr des Frühlings": Bei dieser Qi Gong-Übung stehen sie aufrecht, die Füße schulterbreit auseinander und lassen sich 164-mal locker und gleichmäßig in die Knie fallen.

4. Kraft von Beinen & Rumpf:

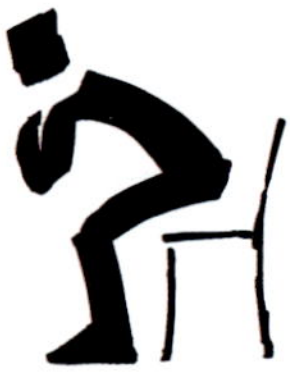

Langsames Hinsetzen und Aufstehen (je 4 Sekunden) aus einem Stuhl mit der Standardhöhe 45 cm. Wenn möglich, sollte diese Übung ohne Armeinsatz durchgeführt werden. Anfangs 5x, dann auf 10x steigern.

5. Kraft von Armen & Rumpf

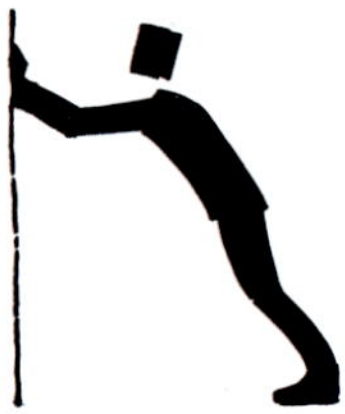

Liegestütz schräg gegen eine Wand: Die Fußspitzen stehen rutschfest auf dem Boden. Sie lehnen sich schräg vorwärts gegen eine Wand und beugen und strecken die Arme langsam.

Wer seinen Fitnessstatus objektiv ermitteln will, kann am Institut von Herrn Dr. Runge an Tagesseminaren teilnehmen, in denen Übungsergebnisse in einem umfangreichen Datenpool abgelegt und aussagefähig verglichen werden.

Gartenarbeit

Ein Garten kann viele Menschen richtig glücklich machen. Oder auch gleichzeitig ziemlich unglücklich! Dann nämlich, wenn Sie sich in Ihrer Begeisterung übernehmen bzw. im Bewegungsablauf überlasten. Wie viele Rückenprobleme mögen im Garten entstanden sein? Die Unart, im Bücken zu agieren, killt Bandscheiben reihenweise. In dieser Selbstschädigung werden Gartenliebhaber nur noch von den ebenso begeisterten Häuslebauern in Eigenleistung übertroffen. Deshalb soll man in die Hocke gehen oder knien. Wenn die Knie Probleme machen, dann ist ein kleiner Hocker, ein Kniepolsterkissen oder ein Knieschutz vom Fliesenleger das Mittel der Wahl. Von allen hier genannten Bewegungsformen kann ein Garten die größte Erfüllung sein, und falls zwischen Blumen und Sträuchern noch ein eigener Salat oder Gemüse wächst, dann wissen Sie auch noch genau, was Sie essen. Alles das gilt nur dann, wenn Sie sich richtig bewegen.

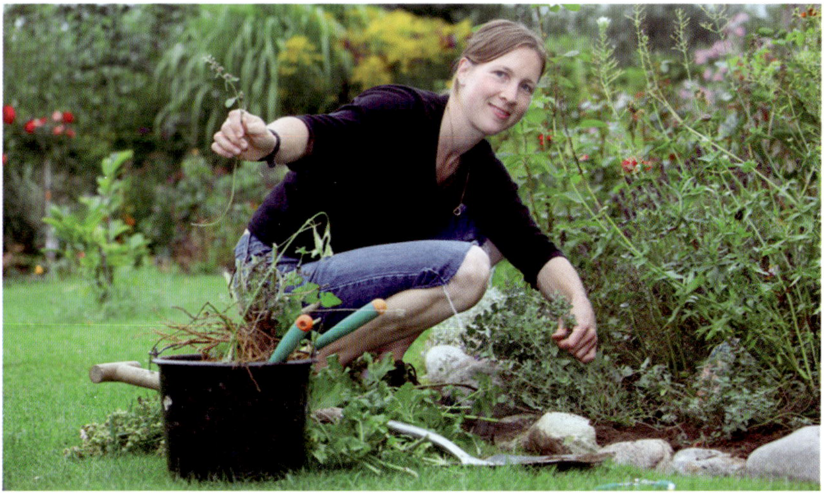

Gärten können glücklich machen.

Merke: Der Kopf muss im Garten immer höher sein als das Hinterteil.

Neben der geliebten Gartenarbeit sollten Sie eine dynamische Bewegungsart, zum Beispiel Tanzen, Walken oder Schwimmen betreiben.

Golf

Golf entwickelt sich gerade zum Breitensport und kann in jedem Alter und in jeder Spielstärke (Handicap) gespielt werden. Man geht ca. 4 Stunden für 18 Löcher, und die Schlagtechnik verlangt Kraft, Bewegungskoordination und Schnelligkeit. Heute gibt es genug Plätze, auf denen Anleitung und Training angeboten werden. Besuchen Sie einen Schnupperkurs mit geliehener Ausrüstung und sammeln Sie für Ihre Entscheidung die ersten Erfahrungen. Golf muss nicht sehr teuer sein: http://www.golfx8.de/home.phtml

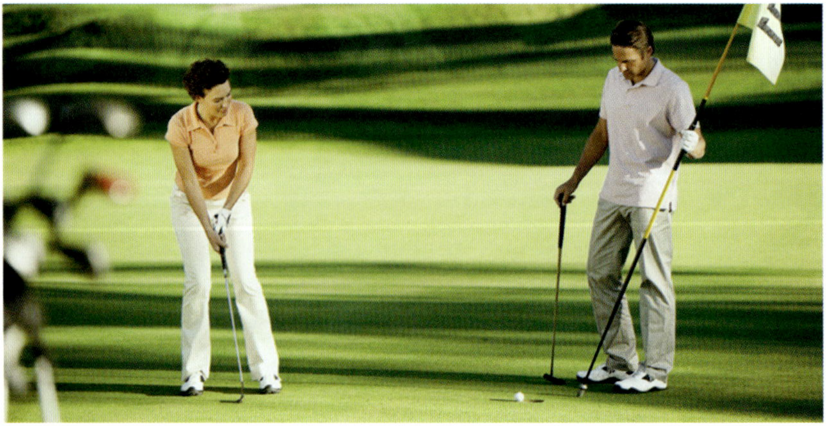

Golf kann man bis ins hohe Alter spielen.

Hund

Ein Lebensfreund und ein Sportpartner, kein Gerät, das kann der „richtige" Hund sein. Wenn wir hier über Gesundheitsbewegung reden, dann passt der Mops nicht so gut. An erster Stelle muss die Sympathie bei der gegenseitigen Annäherung stehen. Hier ist es wie mit der Liebe: Wer sich in einen Dackel verguckt, der macht halt dann lange Wanderungen, das kann der Dackel. Hunde wollen laufen oder sogar rennen.

Der Hund kann Ihnen neben Bewegung noch viel mehr Antidemenz-Therapie vermitteln. „Hunde sind immer optimistisch", sagt unsere Tochter. Das überträgt sich auf den Menschen, wenn er das kapiert. Aber der Hund kann noch viel mehr: kuscheln und schmusen. Katzen übrigens mögen es ähnlich. Das brauchen Sie doch auch, oder?

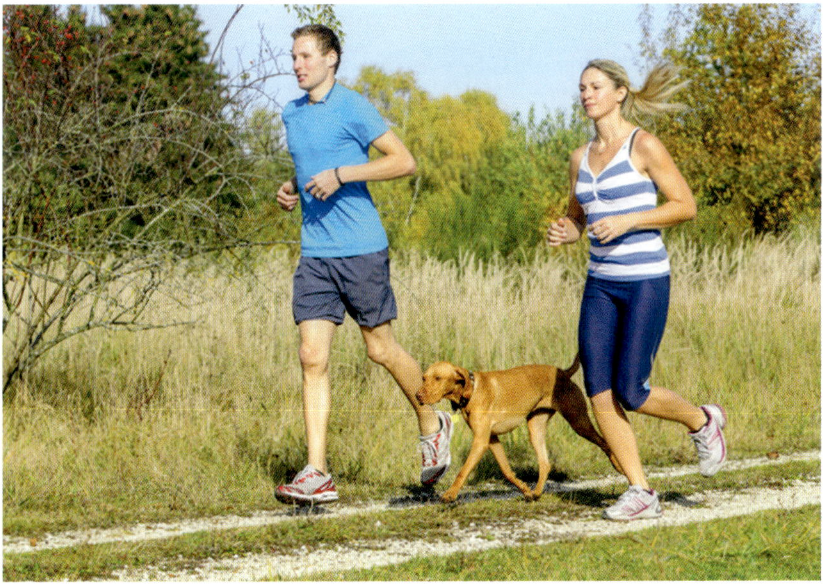

Hunde möchten rennen.

Laufen für Einsteiger

Laufen und Joggen, mit geeigneten Schuhen, muss man probiert haben. Sofern es Ihr Bewegungsapparat erlaubt, versuchen Sie den Einstieg mit Joggen von kurzen Strecken, vielleicht nur einige hundert Meter, dann gehen Sie, und wenn der Atem es erlaubt, laufen Sie wieder und wieder. Anfangs maximal 10 Minuten. Nach 2 Tagen Pause aufs Neue und dann langsam steigern. Wer sich mit dem Joggen bzw. Laufen anfreunden kann, der hat den Vorteil eines guten Ausdauertrainings.

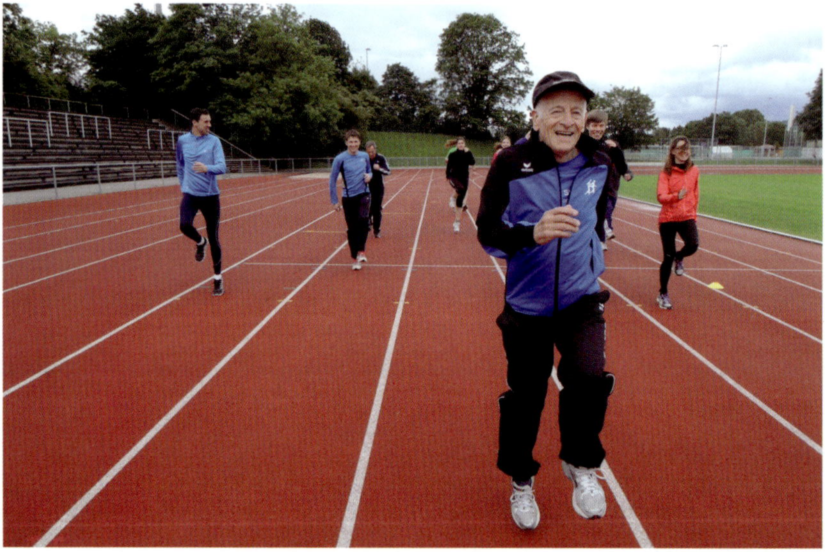

Laufen kann Lust machen.

Zum Laufen gibt es viele Angebote in Vereinen, Gruppen sowie Literatur, sodass wir dies nicht vertiefen müssen. Laufen kann toll sein und sogar süchtig machen (Runners high). Gehen Sie es zuversichtlich, aber auch mit Bedacht an. Rennen Sie nicht einfach los, sondern fühlen Sie fortgesetzt in sich hinein.

Probieren Sie alles aus, möglichst unter Anleitung! Wichtig: Belasten Sie Ihre Muskulatur beim Laufen immer mittig, symmetrisch, und laufen Sie aus Ihrer Muskulatur heraus! Fallen Sie nicht fortgesetzt in Ihre Gelenke, dann bleiben Sie schmerzfrei.

(Buchtipps für Läufer: Dr. Matthias Marquardt, „Die Laufbibel", Verlag spomedis, oder Herbert Steffny, „Das große Laufbuch", Südwest-Verlag)

Da steht alles drin, auch was weit über das Laufen hinausgeht. Laufstrecken über mehr als 10 km Länge empfehlen wir nicht, Marathon kann sich sogar kontraproduktiv auswirken. Herbert Steffny hält für den Normalo das Marathon-Training für weit wertvoller als den Wettkampf. Lassen Sie mit zunehmendem Alter die Zeitnahme weg, laufen Sie Ihre Strecken und fordern Sie sich nach Ihrem Körpergefühl!

Ab einem Alter von 40 Jahren, in dem so mancher sich erstmals einen Marathonlauf vornimmt, empfiehlt Steffny ein breit angelegtes Training: „Der Zeitaufwand ist dabei größer, dafür trainieren Sie aber optimal neben der Ausdauer für Herzkreislaufsystem variabler mit verschiedenen Muskelgruppen." Anstelle von „nur Laufen" wäre mittelfristig ein Mischtraining anzustreben. „Variableres Lauftraining stimuliert unterschiedliche Systeme im Körper besser als Monotonie, die zur Stagnation führt" Und: **„Haben Sie Geduld!** Biologische Anpassungsprozesse brauchen Zeit: Wochen (z.B. Muskulatur), Monate (z.B. Gelenke, Sehnenansätze), Jahre (z.B. Kapillarisierung). Der Kopf will oft Dinge zu schnell erreichen, die die Muskeln, Sehnen und Knochen noch gar nicht können. Der verletzungsempfindlichere passive Bewegungsapparat (Sehnen, Knorpel, Knochen) muss mitwachsen. Das Herzkreislaufsystem und die Muskulatur könnten zwar mehr vertragen, aber wenn das Knie oder die Achillessehne weh tut, war Ihr Training eben zu schnell hochgepuscht".

Folgende Szene ist an einem deutschen Arbeitsplatz abgelauscht worden:

Ein Kollege kommt am Montag zur Arbeit und sagt beiläufig, er sei am Wochenende einen Marathon gelaufen. Mit hoher Wahrscheinlichkeit wird er als Erstes gefragt:

„In welcher Zeit?"

Die gleiche Szene in den USA hat eher die Frage zur Folge: „Did you finish"?

Erkennen Sie den Unterschied? Auch beim Sport scheinen die Amerikaner lockerer zu sein. Wir denken immer gerne, auch im fortschreitenden Alter, leistungsbezogen. Laufen Sie ohne Uhr!

Für alle Geher, Walker, Wanderer, Läufer und alle in Bewegung:

Eine Bewegungs-Analyse ist zu empfehlen, um ggf. auch leichte Fehlstellungen, die bisher nicht bemerkt wurden, auszuschließen oder zu korrigieren. Ein Orthopäde oder ein erfahrener Orthopädie-Schuhmacher kann Sie mit einer Laufbandanalyse kompetent beraten. Falls zu einer operativen Korrektur geraten wird, holen Sie sich mindestens zwei weitere Meinungen ein, auch wenn Sie die dritte selbst bezahlen müssen, und zwar von Praxen, die selbst keine Operationen vornehmen.

Vorbild beim Laufen: Alfred Meyer

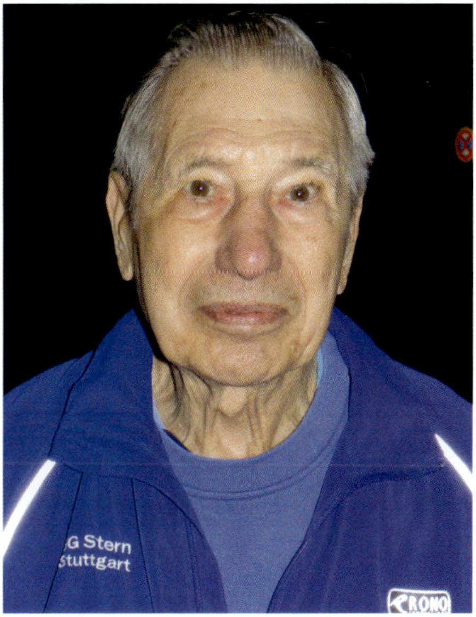

Ein Leben ohne Laufen ist für unseren Sportsfreund Alfred Meyer kaum vorstellbar. Mit 90 Jahren läuft er heute noch 2- oder 3-mal die Woche 10 bis 15 km, und er fühlt sich dabei richtig gut.

Bereits als Schüler erfasste ihn der Sport, besonders das Fußballfieber. Doch dann holte ihn die Wehrmacht: drei Jahre als Fallschirmjäger, mit Gefangenschaft. Nach einer anschließenden Karriere als erfolgreicher Fußballtorwart entdeckte er das Laufen und den Reiz des Sportabzeichens. Weniger die Spitzenleistungen, sondern Breitensport auf höchstem Niveau war seine Device. Seine Erfolgsurkunden bei Laufveranstaltungen füllen etliche Ordner. In seiner Altersklasse war er stets ganz vorne dabei. Als seinen größten Erfolg nennt er den Erwerb der goldenen Sportkrone mit Brillanten. Dahinter verbergen sich die Sportabzeichen-Leistungen der Aktiven, und das im Alter von 65 Jahren. Natürlich hat er alle Sportabzeichen, die es gibt; nach dem 50. Deutschen Sportabzeichen wandte er sich ausschließlich dem Laufen zu.

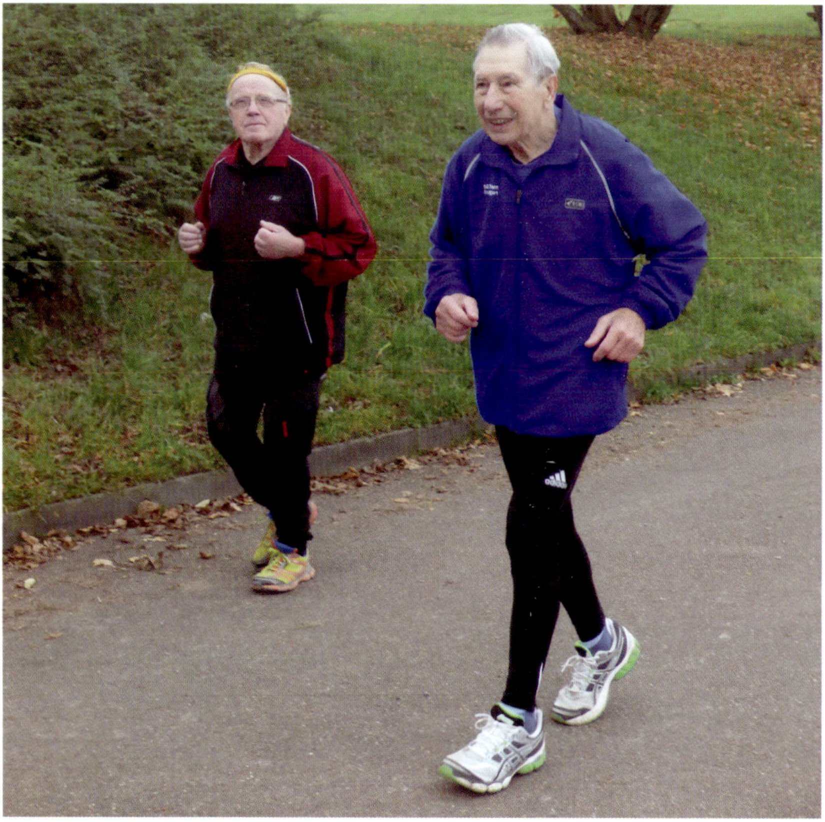

Laufen im Wald und auf der Heide

Er isst am liebsten alles aus der traditionellen Küche, was ihm seine Frau (90) frisch kocht, und er trinkt am liebsten Apfelsaft mit Mineralwasser, abends auch mal ein Bier oder ein Achtel Rotwein. Die Familie ist ihm sein Ein und Alles, es gibt für ihn nichts Schöneres. Die eiserne Hochzeit ist vorbei und er ist immer noch fähig, seine Nachkommen und Freunden mit dem Auto zu besuchen. Auf sportlich höhere Leistungen legt er es nicht mehr an, aber eine gute Reaktion und die Freude an der Bewegung sind immer noch vorhanden.

Nordic Walking

Die Muskulatur des Oberkörpers wird bei dieser jungen, aus dem Skilanglauf entwickelten Sportart stärker aktiviert. Dadurch entsteht ein erhöhter Energiebedarf. Auch ohne Stöcke kann man (mit ca. 5% weniger Energieeinsatz) walken.

Ohne Stöcke lässt man in der Armbewegung gerne nach. Die Stöcke erinnern daran, aber man kann oft beobachten, dass auch mit Stöcken der richtige Ablauf vernachlässigt wird. Eine Anleitung und die ständige Korrektur des Bewegungsmusters von Nordic Walking sind daher zu empfehlen. Richtig walken, das heißt, mit den Stöcken richtig ausholen. Im Internet zeigt es Ingo Froböse: http://www.youtube.com/watch?v=ZpibLw4ayuI

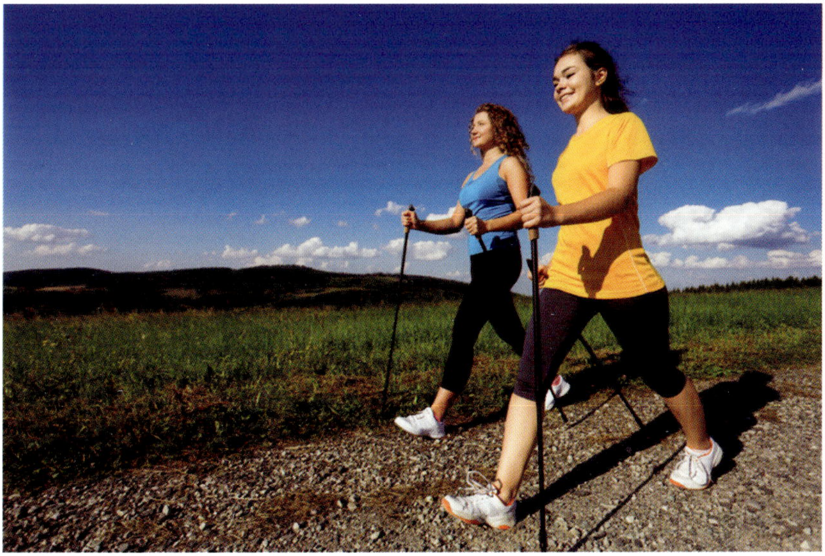

Richtig Walken heißt, mit den Armen richtig ausholen.

Pilates, Feldenkrais

Pilates und Feldenkrais sind dem Yoga ähnliche Trainingsformen mit anderen körperlichen und/oder geistigen Zielsetzungen. Kurse werden in Vereinen oder in der Volkshochschule angeboten.

Ping Pong oder Tischtennis

Tischtennis kennt fast jeder. Es macht riesig Spaß, braucht aber einen Mitspieler und gesunde Gelenke. Ping Pong ist identisch, nur langsamer und nicht so tricky. Auch hierfür empfehlen wir, sich an Vereine zu wenden.

Radfahren

Das Fahrrad ist ein sehr effektives Verkehrsmittel und Sportgerät, ohne oder auch mit elektrischem Rückenwind. Die Infrastruktur wird immer besser, und das Fahren von Touren immer beliebter. Man kann das Fahrrad von der Haustür weg benutzen und je nach Situation, immer mit Helm, maß- oder anspruchsvoll fahren. Wenn Sie 70 Jahre oder älter sind, dann sollten Sie aus Sicherheitsgründen nicht neu anfangen.

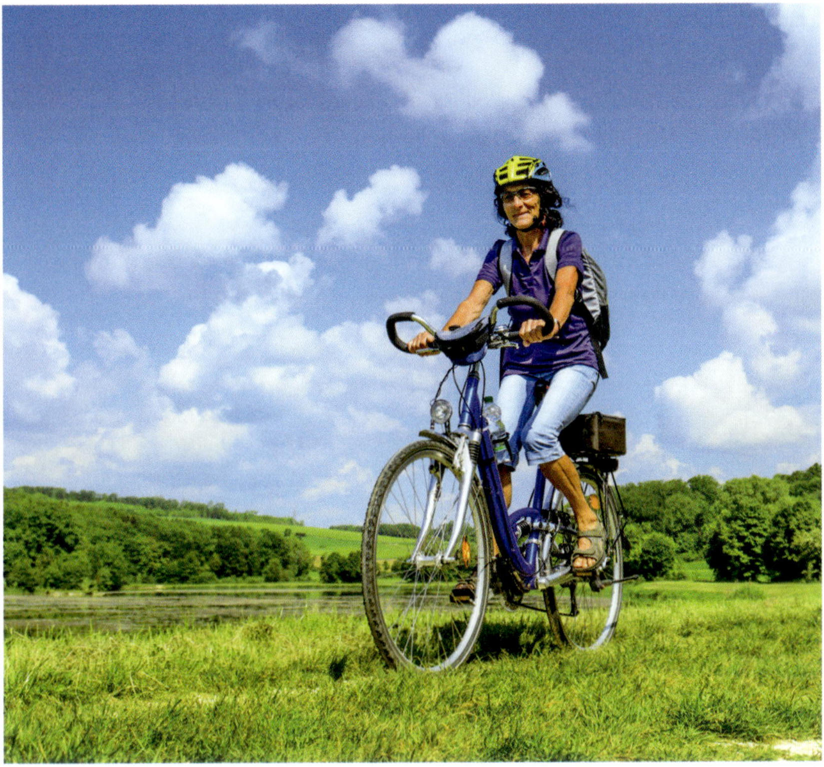

Beim Radfahren müssen Sie sich konzentrieren, bitte immer mit Helm.

Schwimmen

Wenn Sie Bewegung im Wasser mögen, gönnen Sie sich das, sooft Sie wollen. Es gibt genügend Bäder. Schwimmen Sie nach Herzenslust, aber begnügen Sie sich nicht mit Baden. Ziehen Sie Ihre Bahnen, sprechen Sie mit den Schwimmmeistern über Ihren Stil und lassen Sie sich Tipps geben. Mancher hat sich schon gewundert, wie erleichternd ein Hinweis war. Die Schwimmmeister beraten Sie gerne.

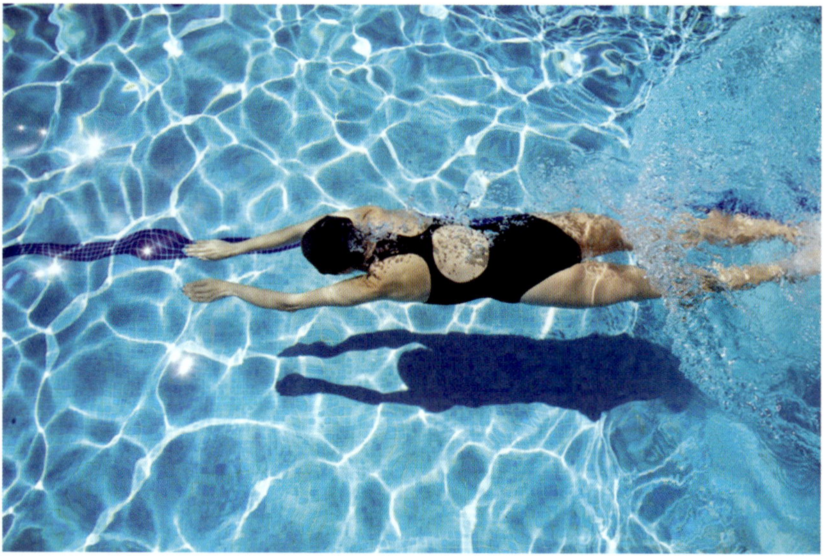

Ziehen Sie Ihre Bahnen

Vorbild Hans Herrmann

Hans Herrmann wurde mit Mercedes Formel 1-Wagen und vielen Klassen- und Gesamtsiegen für Porsche und Mercedes zu einer Motorsportlegende.

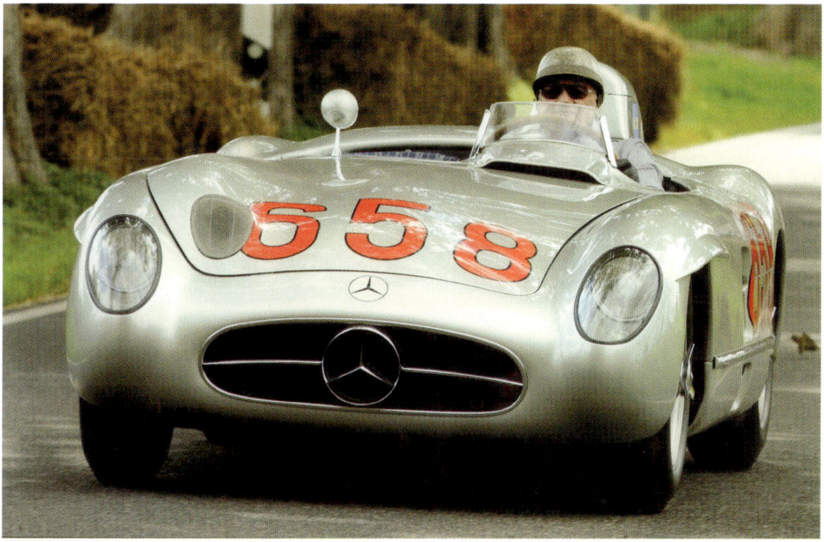

Hans Herrmann im Mercedes-Benz Sportwagen 300 SLR W1968

Sein ganzes Rennfahrerleben lang war ihm seine Frau Magdalena eine phantastische Partnerin, die selten an der Rennstrecke zu sehen war, Ausnahme Nürburgring, ihn aber nach jedem Rennen zu sich und seiner Familie in das schöne Heim in Maichingen zurückzog. Wie man aus vielen Rennfahrer-Lebensläufen weiß, ist die familiäre mentale Komponente eine Überlebensfrage, da man sich ständig im fahrerischen Grenzbereich bewegt. Nach seinem Le Mans-Gesamtsieg im Jahr 1970 zog er sich, wie seiner Frau versprochen, mit 42 Jahren vom aktiven Motorsport zurück. Danach war er als Geschäftsmann in der Autobranche erfolgreich.

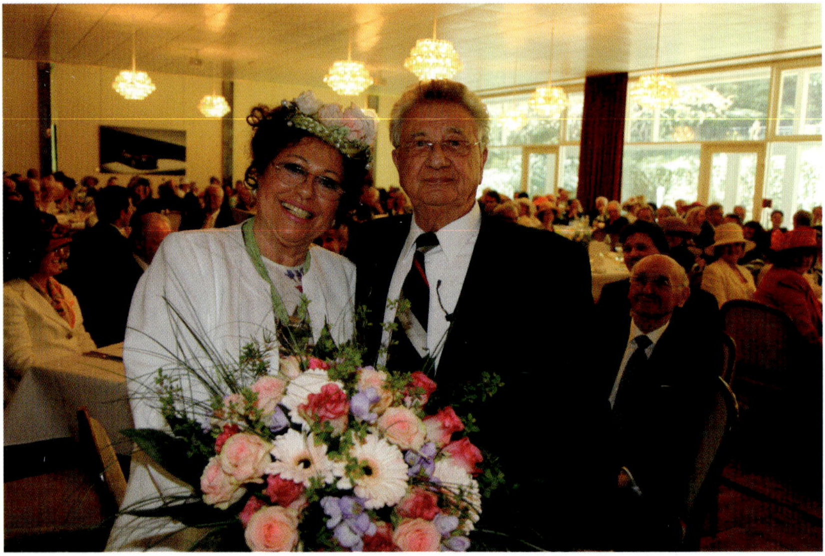

Das Ehepaar Magdalena und Hans Herrmann

Was hält den heute 87-jährigen Sportsmann so fit?

Zu allen Zeiten und auch heute war Hans Herrmann stets positiv und freundlich zum Leben eingestellt. Zu aktiven Zeiten hielt er sich mit Boxtraining im SV Prag-Stuttgart in Form. Wer sich mit Boxen auskennt, der weiß, wie da mit Seilspringen, Punchingball und Sparring Schweiß und Fitness erzeugt werden.

Seit vielen Jahren bewältigt Hans Herrmann, der nach wie vor dem Motorsport, Porsche, Mercedes und der Oldtimerszene verbunden ist, viele Einladungen und Repräsentationstermine. Zum Ausgleich lebt er gesund und schwimmt täglich 30 bis 40 Minuten. Besser kann man einer Demenz kaum vorbeugen.

Hans Herrmann ist einer der Rennfahrer, die die damals risikoreiche Zeit überlebt haben, trotz einiger Unfälle. Nervenstarke Motorsportfans können „Avus 1959“ in Youtube eingeben oder dieses Video anschauen: https://www.youtube.com/watch?v=w_wJaVFS0VI

Sitzen? Nie länger als eine Stunde!

Erinnern wir uns noch einmal an unseren genetischen Bauplan: Wir waren Jäger und Sammler. Sitzen kam da nicht vor. Auch in der Antike sehen wir kaum jemanden in Sitzposition auf den überlieferten Werken, mit Ausnahme der Herrscher jeglicher Couleur. Längeres Sitzen ist eine Haltung, die wir erst in unserer Zivilisation gelernt haben und die wir unter Beobachtung stellen sollten. Haben Sie gute Gefühle, wenn Sie lange irgendwo gesessen haben und dann aufstehen? Wir nicht. Weil wir nicht dafür gebaut sind. Nicht einmal das Sitzklo entspricht unserer Natur. (Lesen Sie nach bei Giulia Enders, „Darm mit Charme“, Verlag Ullstein.)

Finden Sie selbst Regeln, wie Sie mit Ihrer Sitzzeit umgehen. Nach einer Dreiviertelstunde stehen Sie unbedingt auf und tun etwas anderes, z. B. Briefkasten leeren, einen Schluck Tee trinken (den sollten Sie nie auf dem Schreibtisch haben), Gymnastikübung einschieben, eine kleine Hausarbeit verrichten, bevor Sie weitermachen im Sitzen. Den Gedankenfluss von zuvor haben Sie sich gemerkt. Das Tolle daran ist, dass Ihnen durch das Aufstehen und Tun oft noch zusätzlich etwas einfällt. Die Wirkung der Bewegung zwischendurch auf den Organismus ist nachweisbar günstig.

Telefonieren Sie stehend! Erstens ist das eine gute Kopplung und zweitens haben Sie im Stehen eine viel bessere Stimme und Ausdruck. Haben Sie mal über ein Stehpult nachgedacht? Wir meinen hier: vor

Ihrem ersten Bandscheibenvorfall. Das wäre klug, da kann man auch den Computerbildschirm draufstellen.

Fernsehen ist eine der schlimmsten Sitzfallen. Stehen Sie nach jeder Sendung auf, bei Werbesendungen sowieso! Im Kino sitzt man heute meist bequem und lange. Fahren Sie deshalb nicht in das nächstliegende Parkhaus, sondern parken Sie in einer Distanz, ohne Parkgebühr, und verschaffen Sie sich damit einen Ausgleichspaziergang. Damit sind wir beim

Spazierengehen

Das uralte Gehen ohne direkten Zweck oder Ziel, Spazieren, ist immer noch weit unterschätzt im Wert für unsere Gesundheit. Neue Forschungen beweisen das. Shoppen gehen und Gehen am Waldrand sind nicht das Gleiche. Beim Shoppen nehmen Sie sich selbst und Ihre Bewegung kaum wahr, da Sie permanent äußeren Einflüssen ausgesetzt sind. Die mögen auch ganz nett sein, aber die Umgebung und die Luft sind am Waldrand besser und Sie führen Ihren Schritt bewusster aus. Sie hören das Rauschen der Bäume, die Vögel zwitschern und Sie spüren Sonne und Wind, alles Reize, die Sie brauchen. Allein oder in Begleitung, das liegt an jedem selbst. Wem es bei Alleingängen langweilig wird, der kann sich einer Gruppe anschließen. Wir halten es mehr mit den Sinneseindrücken aus der Umgebung, sehen aber manchmal zufriedene Spaziergänger, die mit Musik im Ohr vom MP3-Player unterwegs sind.

Lassen Sie sich nicht durch Regenansagen abhalten, es gibt Regenkleidung.

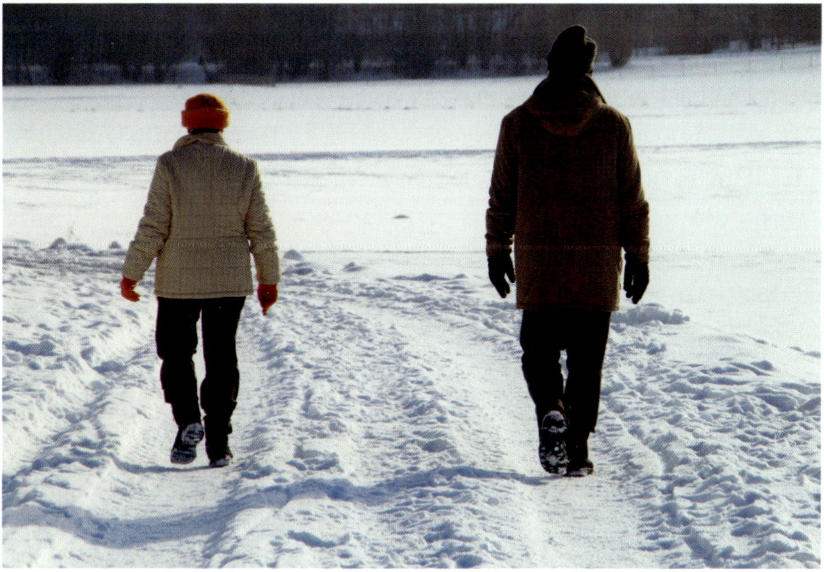

Erholsamer aktiver Spaziergang

Sportabzeichen

Das Deutsche Sportabzeichen, das der Autor in 44 Jahren 40-mal erworben hat, ist für jede Person in jeder Altersklasse geeignet. Keine andere Sportkategorie gibt Ihnen eine derart objektive Orientierung für Ihre altersgemäße Fitness. Aus eigener Trainererfahrung sagen wir, dass der gesunde Mensch in jedem Alter das Sportabzeichen erreichen kann, wenn maßvoll trainiert wird. Das gilt auch für Behinderte, für die angepasste Leistungen definiert sind. Der Gewinn ist groß und eine Portion Liebe zu leichtathletischen Sportarten macht diese Übungen einfacher. Die Leistungstabellen für Gold/Silber/Bronze finden Sie im Internet unter: http://www.deutsches-sportabzeichen.de/de/das-sportabzeichen/

Haben Sie nicht zu viel Respekt vor dem Deutschen Sportabzeichen. Schauen Sie einfach mal in der Tabelle nach, was in Ihrem Alter verlangt wird. Die Leistungen, die Sie für die Abzeichen in Bronze erbringen müssen, sind neuerdings herabgesetzt worden, es ist nun einfacher. Und dann gehen Sie frohgemut zu einem Verein, der Training für das Deutsche Sportabzeichen anbietet. Man wird sich um Sie kümmern. Die Wiederholungen in den Folgejahren machen dann den besonders nachhaltigen Wert aus.

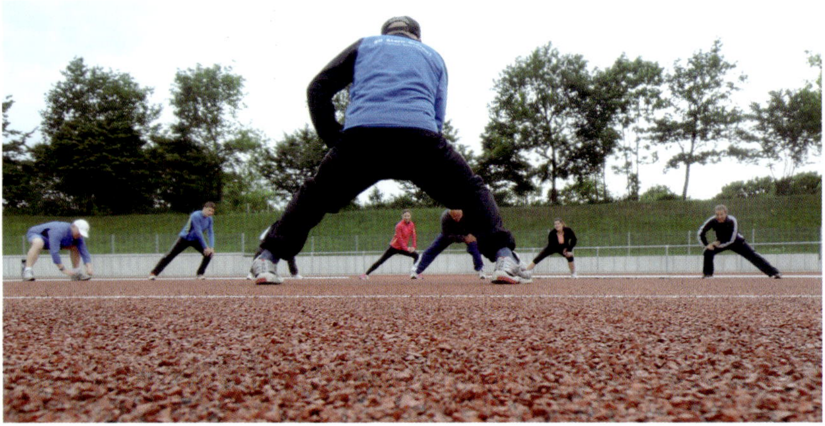

Eine Sportabzeichen-Gruppe bei der Aufwärmgymnastik

Sportstudio

Im Sportstudio sind kompetente Fachkräfte anzutreffen, die besonders für den Anfang eine gute Trainingsplanung vermitteln und praktische Anleitung geben. Gesundheit und Bodybuilding gehen hier Hand in Hand. Dass in Studios bei jedem Wetter geschwitzt werden kann, ist ein Vorteil für Leute, die diese Art von Indoor-Training mögen, besonders in der kalten Jahreszeit. Im Sommer ist das nicht jedermanns Sache. Ein gut erreichbares Studio kann motivierend wirken. Eine Freundin von uns trainiert und schwitzt erst regelmäßig, seit sie sich dort eingeschrieben hat. Jetzt hat sie auch noch entdeckt, dass ihre Krankenkasse erhebliche Gebührenanteile übernimmt. Diese Kasse ist ganz schön clever, eine echte Win-win-Situation!

Die erfolgreiche Züricher Fitnesstrainerin Kathi Fleig sagt: „Es ist Körperpflege, wie Zähneputzen. Das macht auch keinem Spaß". Dass es manchem doch Spaß macht, beweisen wir uns selbst, ggf. auch mit einer anderen Art der Bewegung.

Schwitzen Sie! Im Schatten oder unter Dach kann Ihnen nichts passieren. Kontrollieren Sie Ihren Puls! Bewegen Sie sich nicht zu lange in der Sonne und immer mit Sonnenschutz. Legen Sie sich nur selten in die Sonne, am besten gar nicht.

Vergessen Sie nicht zu trinken!

Mit Ihrem Schweiß schwemmen Sie gleich noch etliche Gifte aus. Die Dusche danach können Sie selbst viel intensiver genießen. Wenn Sie mal einen Muskelkater haben, das ist keine Krankheit, dann gönnen Sie sich ein heißes Vollbad oder heiße Duschmassagen auf die entsprechende Muskelpartie. Auf einem Trainingscamp hat uns Olympiasieger Dieter Baumann mal gesagt, bei ihm wirke das fast so gut wie eine Massage.

Sportstudio daheim

Einen Fahrrad-Hometrainer zu bewegen, das kann, insbesondere im Winterhalbjahr, sehr wertvoll sein. Ein Freund von uns hat sich das Ding vor den Fernseher gestellt. In Studios werden z. B. Rüttelplattformen, die in der Raumfahrt entwickelt wurden, angeboten. Die Vibrationen vermitteln Lockerung und Kräftigung als Körpertraining, eine sehr wirksame passive Methode. Die Geräte, sogar kombiniert mit Laufband, werden schon ab 250 Euro angeboten. Wir haben auch eines. Vor dem Kauf sollte man das Prinzip im Studio erproben.

Doch die meisten Heimtrainer verstauben, weil die Vorsätze so gut sind und der Erwerb so einfach ist, die konstante Anwendung jedoch viel mühsamer. Wenn Sie es besser machen möchten, dann lesen Sie nach auf Seite 78 unter „Kopplungen".

Ergänzend brauchen Sie 2 oder 3 Latexbänder mit verschiedener Zugkraft, einen Ball mit ca. 25 cm Durchmesser und eine Bodenmatte für folgende Übungsbeispiele. Zu den Kraftübungen empfehlen wir Ihnen das gleiche Prinzip, das in Sportstudios gelehrt wird: Jede Übung führen Sie statisch oder unter Bewegung mit mäßiger Kraft etwa achtmal so aus, dass Sie an die Ermüdungsgrenze kommen. Nach einer kurzen Erholungspause wiederholen Sie, und das alles vier- oder fünfmal.

Eine Auswahl von Übungen finden Sie in der Packungsbeilage der Latexbänder. Von großem Wert ist die Beckenbodenübung, bei der Sie sitzend das Band unter die Füße spannen und dann mehrfach die Beine spreizen.

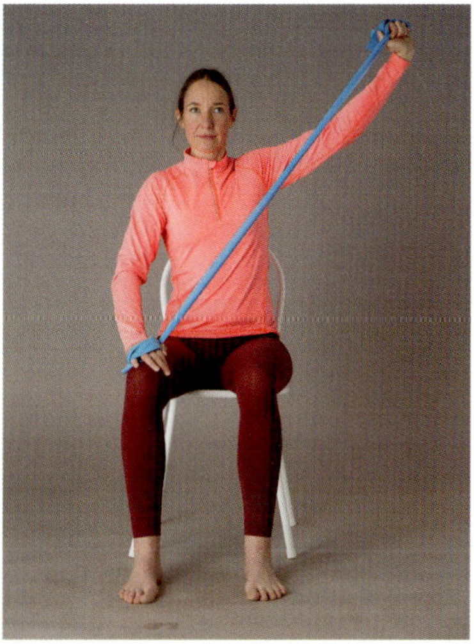

Bandübung

Lockere Bewegungen mit dem Ball machen immer Freude, auch alleine. Den Ball mit dem ausgestreckten Arm in der Hand hüpfen lassen, werfen und fangen, hoch oder gegen die Wand mit zunehmender Geschwindigkeit, das ist lockere Gymnastik. Kraft üben Sie, indem Sie den Ball mit den Fingern krallen, anschließend zwischen den Händen, über dem Kopf, vor der Brust oder vor dem Bauch pressen. Auch hier gilt für Ihren Beckenboden: sitzend den Ball pressen zwischen den Knien und mit gestreckten Beinen zwischen den Füßen.

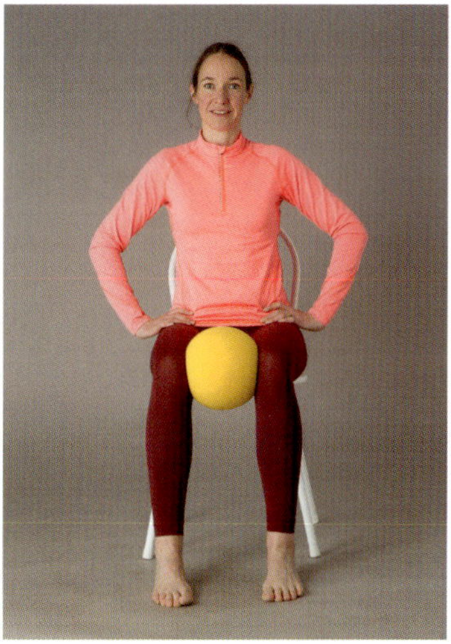

Ballübung für Beckenbodentraining.

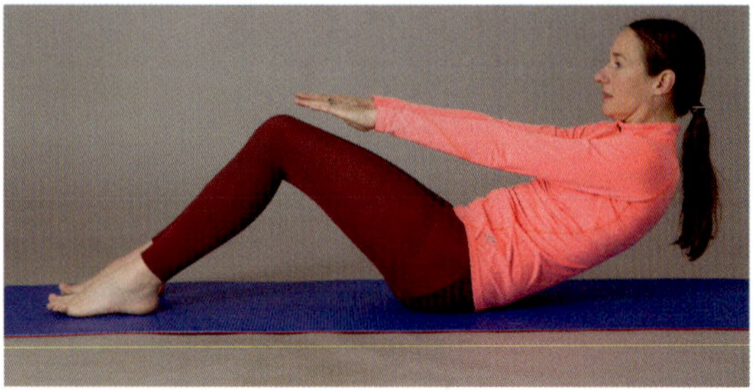

Bodenübung

Mit Situps, Liegestützen, Seitstütz, Bewegen aus dem Vierfüßlerstand oder Heben des Beckens aus der Rückenlage kräftigen Sie Ihre Rumpfmuskulatur und den Rücken. Über den Vierfüßlerstand stehen wir am schonendsten auf.

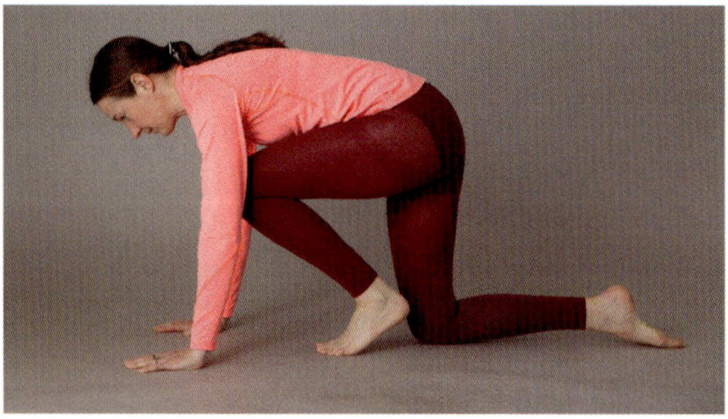

Aufstehen aus dem Vierfüßlerstand

Sie simulieren mit diesen Artikeln einen ganzen Studio-Gerätepark und ergänzen Ihre Gymnastik für Bauch-Beine-Po und Beckenbodentraining. Der physiologische Unterschied zum Studio besteht darin, dass bei den Kraftmaschinen alle Bewegungen exakt geführt werden, was für Rekonvaleszente wichtig sein kann.

Tai Chi Chuan und QiGong

Diese alten chinesischen Konzentrations- und Bewegungsformen können bis ins hohe Alter zur Stärkung von Geist und Körper praktiziert werden, meditative sanft fließende Abläufe in Harmonie. Die Menschen in Asien werden damit sehr alt in gesunder Konstitution.

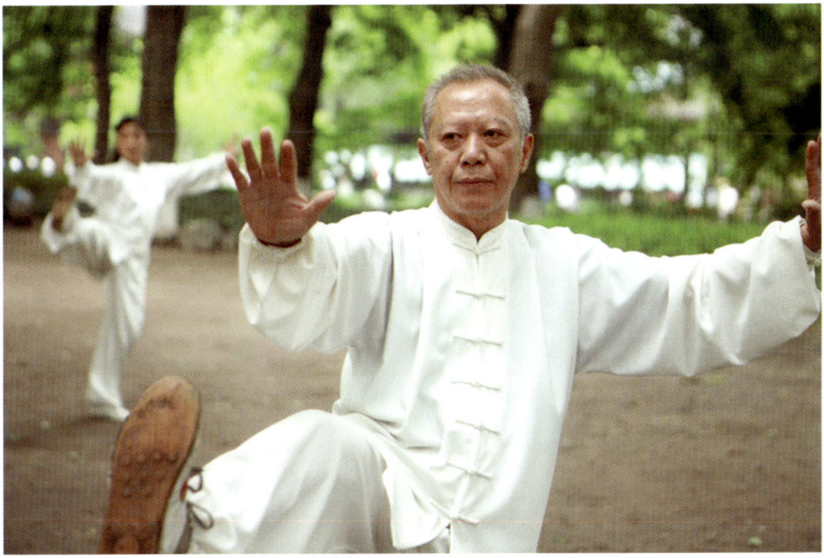

Tai Chi – Für den Einstieg sind Kurse unverzichtbar.

Tanzen

Hirnforscher Manfred Spitzer zählt Tanzen zum Besten, was Sie für sich tun können: Musik, Koordination, Orientierung im Raum, soziale Beziehungen, Emotionen und Spaß. Was will man mehr? Wir Autoren haben immer getanzt und dies in letzter Zeit wieder intensiviert. Alle Standards, aber auch Balboa und Lindy Hop sind unsere Favoriten. Mittlerweile nehmen wir kleine Frotteetücher zum Tanzen mit, so intensiv treiben wir es.

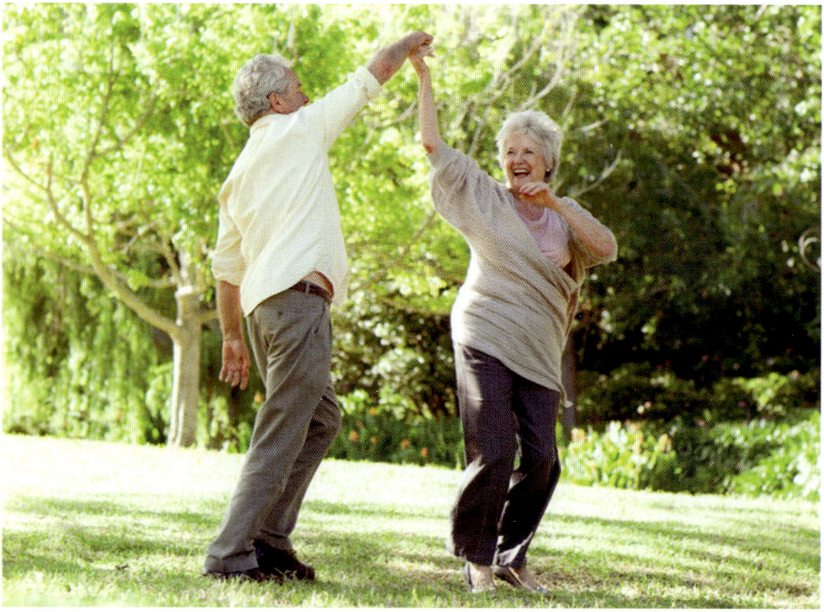

Jede Art von Tanz macht Spaß.

Tanzen ist natürliche rhythmische Bewegung, kein Sport, eher ein Kult. Wer Tanzsport sucht, der findet in Clubs die Möglichkeit, Tanzen auch als Sport zu betreiben.

Tennis

Tennis ist ein toller, aber auch hoch belastender Sport und könnte im fortgeschrittenen Seniorenalter noch lange gespielt werden, sogar mit Softbällen. Leider reizt das lebenslang sportlich betriebene Spiel immer wieder, besonders von Männern, leistungsorientiert gespielt zu werden, und das belastet die Knie- und Schultergelenke. Frauen spielen sich gerne die Bälle zu, das ist klüger.

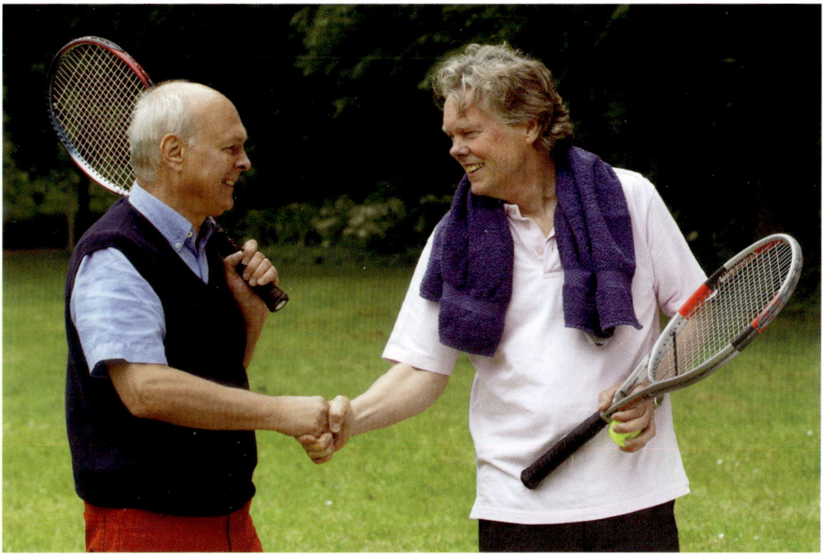

Tennis geht auch mit Softbällen.

Wandern

Beim Wandern haben wir die Verhältnisse, die mit unserer herkömmlichen biologischen Ausstattung, für 10 bis 20 km am Tag, übereinstimmen. Richtige Schuhe, kleiner Rucksack und geeignete Kleidung, und dann geht es ab. Besser kann man sich auch psychisch kaum entwickeln, alleine oder in einer Gruppe. Denken Sie an die Wirkung des Waldspaziergangs!

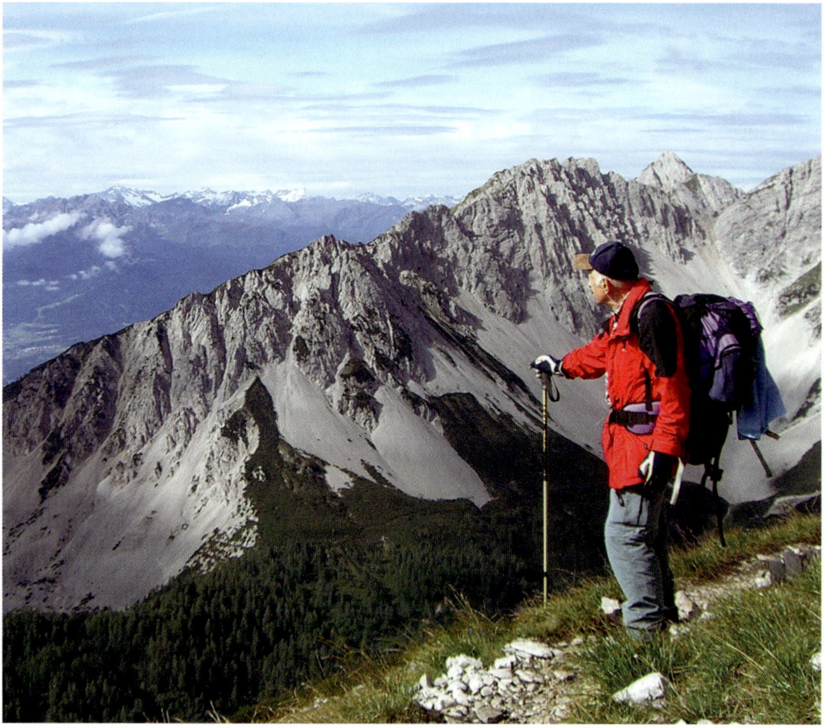

Die schönsten Panoramen finden Sie auf Wanderungen.

Die richtigen Schuhe

Nehmen Sie zuerst einen Universal-Trainingsschuh, gekauft mit fachlicher Beratung, oder vielleicht Ihren erprobten Lieblingssportschuh. Mit diesem gehen Sie locker, aber in mittlerem Tempo etwa 1 Stunde lang, ca. 4-5 km. Danach sollten Sie keine Schmerzen haben. Jetzt wissen Sie, was ein Wanderschuh leisten muss. Zugunsten der Robustheit und Wetterfestigkeit sind geringe Zugeständnisse notwendig, nicht zu viele. Nach einer Stunde mit dem neuen Wanderschuh wissen Sie mehr. Korrekturen bei einem Schuhmacher können u. U. hilfreich sein, ansonsten ist ein anderer Schuh zu empfehlen.

Haben Sie Schmerzen beim Erstversuch, dann sollten Sie einen fähigen Orthopäden oder Orthopädie-Schuhmacher aufsuchen. (Siehe Laufen)

Rucksack

Achten Sie immer auf einen symmetrischen Gang. Dazu ist der kleine Rucksack unverzichtbar. Das richtige Gangbild sollten Sie sich, auch mit Rucksack, bestätigen lassen.

Kleidung

Kleiden Sie sich immer warm und wettergeschützt genug, aber regulierbar! Wir kommen hoffentlich auf Temperatur, spätestens, wenn es bergauf geht. Funktionsunterwäsche ist dafür unverzichtbar. Ein Leinen-Minihalstuch (großes Herrentaschentuch) um den Hals ist bei Wind hilfreich gegen Erkältungen. Im doppelten Sinn Fortgeschrittene haben ein Mikrofasertuch und ein trockenes Funktionsunterhemd oder noch mehr im regengeschützten Rucksack.

Yoga

Europäische Sportarten vermitteln wenig Atemlehre, vom Schwimmen einmal abgesehen. (Kleiner Scherz). In wesentlich älteren östlichen Bewegungslehren ist Atmen ein elementarer Bestandteil. Allein der Atmung wegen ist die Teilnahme an einem Yoga-Kurs lohnend. Wenigstens einmal! Danach kann man weiter teilnehmen oder das Gelernte in selbst gefundenen Bewegungsweisen übernehmen. Sie lernen, den eigenen Körper intensiv wahrzunehmen und zu halten.

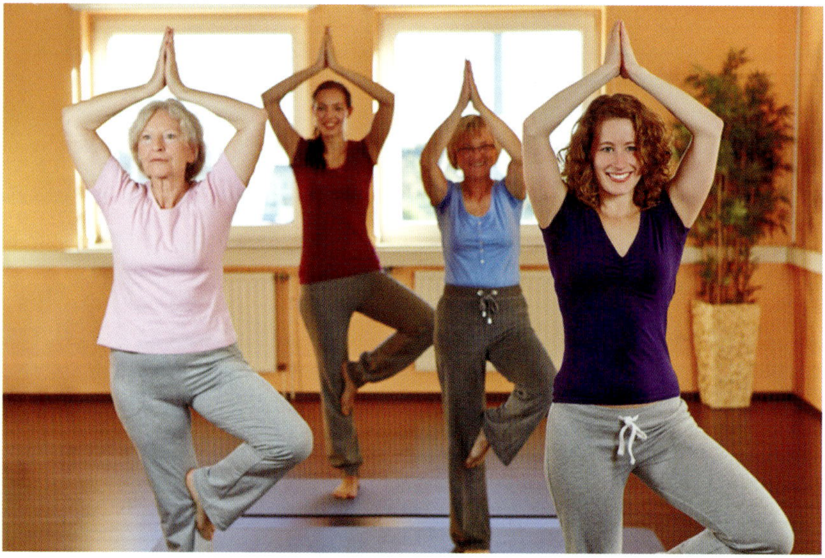

Yoga hat etwas Meditatives.

Noch etwas für Technikfreaks: Fitnesstracker

Wir werben für Bewegungsformen und Leistungspegel, mit denen Sie, je nach Ihrem Alter, herausgefordert, aber nicht überfordert werden. Sie sollten damit gelassen umgehen und auf Ihr Körpergefühl reagieren. Im Bedarfsfall ist eine Pulsuhr schon richtig. Wenn Sie gerne Ihre Fitnessentwicklung und Ergebnisse dokumentieren wollen und ein Technikfreak sind (oder werden möchten), dann schauen Sie mal, was es dafür gibt. Von der Schrittzahl über Distanzen, Zeitnahmen, Kalorienverbrauch bis zu Trainingsstrategien und sogar Schlafverhalten können Sie vieles automatisch messen und speichern. Für den Anfang einfach und kostenlos geht das mit Apps, z. B. „Runtastic". Sie nehmen Ihr app-geladenes Smartphone zum Laufen mit und können anschließend Ihre Laufergebnisse anschauen und mit vorigen vergleichen. Wesentlich mehr als app-basierte Systeme bieten separate Fitnesstracker, die es heute in vielen Ausführungen und Farben als Armband oder Sticker gibt.

http://www.testberichte-blogger.de/fitness-tracker-test-vergleich-2014

Hier finden Sie alles, was heute möglich ist, und das ist viel, Lifestyle inbegriffen. Das merkten auch Microsoft und andere, die jetzt in diesen Markt einsteigen. Bedenken Sie aber, dass die Ergebnisse, die übertragen werden, auch von Ihrem Arbeitgeber oder Ihrer Krankenkasse gelesen werden können.

Wie sichere ich ab, dass ich dranbleibe?

Jetzt geht es darum, die Freude machenden, vor allem aber die Ihnen zuträglichen Bewegungsformen auf Dauer zu praktizieren. Hierfür möchten wir unsere folgenden Erfahrungen zur Anwendung empfehlen:

Kopplungen

Mit Kopplungen nutzen Sie Erinnerungsmarken im Tagesablauf. Wir sind alle vergesslich, oder wir weichen gerne mal der Herausforderung aus.

Um meine Bewegungsmuster regelmäßig anzuwenden, macht es Sinn, sich täglich stattfindende Ereignisse als Erinnerung mit einer Bewegungsaktivität zu koppeln. Meine Aufwachgymnastik, den Sonnengruß aus dem Yoga, in kleiner oder ausgedehnter Form übe ich täglich nach dem Recken und Strecken, noch bevor ich ins Badezimmer gehe. Das hat sich schon in mir etabliert. Wenn ich am Waschbecken stehe, dann spüre ich, dass mir etwas fehlt, wenn ich meine Yogaübung nicht hinter mir habe. Oder: Ich habe eine Schwingplattform neben meinem Computer stehen. Jedesmal, wenn ich den Rechner hochfahre, dann gebe ich mir 2 Minuten Schwingtraining. Oder ich schaue oder höre täglich eine bestimmte Informationssendung. Mit dem Einschalten des Programms verbinde ich eine Bewegungsübung, die ich davor oder zeitlich parallel praktizieren kann: Stehen auf einem Bein aus den „Fünf Esslingern“ zum Beispiel. Oder immer wenn ich die Post aus dem Briefkasten hole…, oder immer nach dem Frühstück…kann ich eine Trainingseinheit starten.

Solche Verbindungen, Kopplungen von Ereignissen und Bewegungsübungen, sichern die Nachhaltigkeit ab.

Rituale

Ein Ritual ist eine nach festen Regeln ablaufende, formelle, auch feierliche Handlung. Das ist und hat Tradition. Rituale sind ein Phänomen der Interaktion mit der Umwelt und lassen sich als geregelte Kommunikationsabläufe beschreiben. Sie finden überwiegend im Bereich des menschlichen Miteinanders statt, wo rituelle Handlungsweisen durch gesellschaftliche Gepflogenheiten und Konventionen bestimmt bzw. praktiziert werden (Begegnungen, Veranstaltungen, Feste und Feiern, religiöse Kulte, Zeremonien usw.).

Zugleich sind Rituale oder ritualisierte Handlungsweisen aber auch auf der Ebene des individuellen Verhaltens anzutreffen. Rituale verweisen auf das Bedürfnis des Menschen nach Wiederherstellung einer als gefährdet empfundenen existenziellen Welt- und Lebensordnung. Denken Sie daran, was Gebete für viele Menschen bedeuten.

Wie machen wir uns Rituale für unser Trainingsverhalten zu Nutze?

Fangen Sie an mit regelmäßigen Übungen und Anwendungen, von denen Sie herausgefunden haben, dass Sie Ihnen zusagen, ja sogar Spaß machen. Bleiben Sie ein bis zwei Monate an bestimmten Stellen in Ihrem Tagesablauf konsequent dabei, und Sie werden sehen, dass Sie beginnen, das regelrecht zu brauchen. Ihr Körper und Ihr Geist werden danach verlangen.

Wann, wie oft, wo?

Sind Sie ein Morgentyp oder brauchen Sie eine lange Anlaufzeit am Tag? Mit dieser Selbstbeobachtung spüren Sie der für Sie geeigneten Übungszeit im Tagesablauf nach. Jeder Mensch ist da anders gelagert, darauf zu achten und zu reagieren lohnt sich. Nur können wir uns, je nach der eigenen Empfindung, es selten aussuchen, wenn die tägliche Pflicht ruft. Wenn Sie in den Ruhestand kommen: Nie im Leben hatten Sie diese Wahlmöglichkeiten. Gestalten Sie sie jetzt selbst!

Manche Menschen können schon frühmorgens loslegen, andere kommen erst nach Stunden aufs Niveau für Leistung. Meine Bereitschaft ist am späten Vormittag und am Nachmittag gegen Abend am größten. Abends oder sogar zu später Stunde bekommt mir das Training nicht, weil ich dann nicht mehr so gut schlafen kann.

Für den Einstieg, die ersten 4 Wochen, ist es ratsam, trotz aller Anfangsbegeisterung mäßig zu trainieren. In der Woche 2- oder 3-mal eine halbe Stunde, mit Aufwärmen, sind genug. Nach einiger Zeit merken Sie an Ihrer Leistung und an der kürzeren Erholzeit, dass Sie zulegen können. Unterschiedliches Leistungsempfinden ist anfangs normal, man ist nicht jeden Tag gleich gut drauf. Auch später ist die Tagesform unterschiedlich. Das hängt von vielerlei Einflüssen ab. Seien Sie freundlich zu sich selbst!

Neben der täglichen Aufwachgymnastik und einigen „Esslingern“, ebenfalls täglich, werden Sie nach drei Monaten 2- oder 3- bis 4-mal etwa eine Stunde in der Woche richtig üben oder trainieren können. Also alle 2 bis 3 Tage. Nach hoher Belastung ist ein Tag Ruhe und Erholung gut, manchmal sogar zwei. Sie werden das selbst herausfinden, was Ihnen bekommt. Das sind Durchschnittswerte, Abweichungen und Schwankungen sind normal.

Für Trainings ist es daheim bei geöffnetem Fenster oder draußen in der frischen Luft am besten, nicht entlang der Schnellstraße. Für größere Einheiten gehen Sie auf Sportplätze oder in die freie Natur. Dafür größere Entfernungen mit dem Auto zu fahren ist aber auch nicht immer sinnvoll. Lassen Sie sich etwas einfallen. An den Trainingsort gehen oder Fahrradfahren könnte da eine Hilfe sein.

Bei Indoor-Sport in Hallen bitte auf gute Lüftung achten.

Wie schütze ich mich vor Überlastung und Verletzungen?

Wir sind meist alt genug, um gelernt zu haben, unsere Belastungen wahrzunehmen und in uns hineinzuhören. Oder wir lernen das ab sofort. Was stellen wir fest?

Wir erreichen im Alter unsere Grenzen früher als zuvor. Das ist normal und darf uns anfangs nicht beunruhigen. Wir spüren eine Ermüdung, eine Atembegrenzung, einen hohen Puls, hohe Temperatur, einen Schmerz oder andere Erscheinungen. Darauf achten wir sehr genau und mit Selbstsorge, weniger mit Angst. Es passiert ihnen nicht gleich etwas. Sie nehmen einfach zurück. Bei der nächsten Einheit versuchen Sie etwas zuzulegen. Wer eine Referenz zur Leistungsabnahme über die Jahre sucht, der kann sie in den Tabellen des Deutschen Sportabzeichens finden, wo in Stufen von 5 Jahren tendenziell abgelesen werden kann, wie ein normaler Alterungsprozess auf die Leistung des geübten Menschen wirkt, auch wenn wir im Moment weniger stark sind.

Zu Beginn dürfen wir uns einfach nicht überfordern. Neue Übungen sollen zunächst exemplarisch ausgeführt werden und dann langsam steigernd. Es soll Leute geben, die Schmerztabletten einwerfen, um „richtig“ trainieren zu können. So können Sie sich vorzeitig schädigen. Lassen Sie lieber abklären, warum Sie etwas zwickt oder schmerzt.

Eine ärztliche Kontrolle, mit EKG, muss vorausgehen, um Risiken auszuschließen.

Nach Maßgabe der Untersuchung können wir uns langsam steigern und unsere Körpersignale ggf. mit dem Arzt durchsprechen. Wenn ich mich dementsprechend verhalte, ist der Erfolg wahrscheinlich und das Gesundheitsrisiko gering.

Verletzungen

Verletzungen holt man sich, wenn man das Trainingsprogramm zu schnell steigert, sich dauernd überfordert oder aber beim Spiel in der Gruppe nach dem Training, bei dem man schon ermüdet ist und sich gerne überfordert. Dabei werden zum Spaß Sportarten wie Fußball, Volleyball, Korbball o. ä. gespielt, bei denen es zu Körperkontakt kommt und manchmal der Übermut durchgeht, vor allem bei den Männern.

Skifahrer pflegen sich ihre Verletzungen auch am späteren Nachmittag, wenn sie ermüdet sind, einzufangen, ein ähnliches Muster.

Wir hören unser Training rechtzeitig auf und lassen solche Nachspiele einfach weg, zumal wir durch unser Training schon ausreichend gefordert und etwas ermattet sind, was die Gefahr steigert. Wir sollten nach dem Training ein gutes Körpergefühl haben und uns auf die nächste Einheit freuen, die lieber öfters folgen sollte.

Suchen Sie sich bitte wegen der Verletzungsgefahr Sport- und Bewegungsarten ohne Körperkontakt aus, die machen auch Spaß.

Verletzungen können der Anfang vom Weg abwärts sein. Die Folgen davon ziehen für das weitere Leben starke Veränderungen nach sich.

Da wir nichts mehr zu beweisen haben, können wir behutsam steigern, wir brauchen uns auf hohe Risiken gar nicht einzulassen.

Unfälle „passieren“ selten, sie werden verursacht, selbst oder von außen. Trainierte Menschen in jedem Alter haben weniger Unfälle, im Sport und auch sonst, weil sie schneller reagieren, damit Kollisionen und Stürze vermeiden oder sich bei Stürzen reaktionsschneller und elastischer verhalten. Trainierte Muskeln sind außerdem bei Prellungen und Zerrungen weniger anfällig und regenerieren in der Folge besser. Fangen Sie nach einer doch mal eingetretenen Verletzung so bald wie möglich an, sich wieder zu bewegen, nur bis zur Schmerzgrenze natürlich.

Behinderungen

Sind Sie permanent oder durch eine Verletzung temporär behindert, dann suchen Sie Trainingsformen, die Sie schmerzfrei dennoch ausüben können. Aber bleiben Sie immer in Bewegung! Natürlich nur so, wie es Ihnen möglich ist.

Noch ein Wort zur Regeneration und Erholung: In jungen Jahren erholen wir uns meist zügig von einer Verletzung. Die Regenerationsprozesse gehen langsamer, je älter wir werden. Auch deshalb seien Sie klug und übertreiben Sie nichts. Gehen Sie liebevoll mit sich um.

Entschlusskraft

Wir bitten Sie, uns diese wichtige Erfahrung abzunehmen und für sich zu nutzen:

Im Zweifelsfall – immer tun!

Was meinen wir damit? Wenn wir uns vor einer Übungseinheit „nicht wohlfühlen", „keine Lust haben", das Wetter draußen nicht ideal ist, es vielleicht zu regnen beginnen könnte, etwas anderes noch gemacht werden müsste oder was auch immer:

Gehen Sie hinaus, fangen Sie immer an. Sie merken dann zu 90 Prozent der Fälle selbst, dass es gut wird und Freude aufkommt. Und wenn nicht, dann haben Sie es versucht und nehmen sich zurück. Es geht Ihnen auch dann hinterher besser, als wenn Sie es gar nicht versucht hätten.

Auch hier kein Übermut: Sind wir krank, dann erholen wir uns erst mal.

Wie spüre ich die Wirkung des Bewegungstrainings?

Um den Erfolg des Trainings wahrzunehmen, geben Sie sich Zeit und Geduld. Den zuerst möglichen Muskelkater und allfällige Zipperlein sollen Sie durchaus ernst nehmen, indem Sie vorsichtig, schonend und pflegend damit umgehen und Begrenzungen langsam überwinden. Punkte des Erfolges sind das aber noch nicht.

Nach einigen Wochen, wenn Sie Anfangsbelastungen weniger spüren, werden Sie feststellen, dass Ihnen alles leichter vorkommt und Ihre Ergebnisse besser werden. Sie brauchen dazu keine Zeitnahme, es sei denn, Sie wollen das. Es stellt sich ein neues Befinden ein, das sich in

Ihrem Organismus, in Verdauungsfunktion, Schlaf etc., und vor allem in Ihrer Stimmung bemerkbar macht. Diesen Zustand zu halten ist meist schon genug; ihn zu stabilisieren oder weiterzuentwickeln, das liegt jetzt ganz bei Ihnen.

Aufwand und Ertrag

Ein Zusammenhang von Bewegung und Lebenserwartung zeigt eine neue, kürzlich von der ARD veröffentlichte US-Studie über 15 Jahre:

Täglich 5 Minuten lockeres, richtiges Bewegen wird mit 3 Jahren längerem Leben und 45% geringerem Herzinfarktrisiko belohnt. Rechnen Sie mal: Pro Jahr sind das 30 Stunden Bewegung netto. Wenn Sie 50 sind, dann wenden Sie bis zum 75. Geburtstag 750 Stunden auf, um 18 000 Stunden Lebenszeit dazuzugewinnen, mit Gewinn an Lebensqualität als Zugabe. Kein schlechter Deal! Denken Sie nur mal an den mentalen Gewinn.

4.
Gesundheitsstatus, Ernährung und Supplementierung

Ihre Gesundheit und die Umgebung

Die Selbstsorge soll immer an erster Stelle stehen. Gehen Sie liebevoll und achtsam mit sich um. Ihren aktuellen Gesundheitszustand sollten Sie im Abstand von 2 bis 3 Jahren ermitteln lassen und dokumentieren bezüglich Daten und Risikofaktoren:

- Gewicht (Body-Maß-Index)
- Blutdruck, besonders relevant bei vaskulärer Demenzgefahr
- großes Blutbild und Blutzuckerwerte
- chronische Entzündungen, früher Herdgeschehen, heute Silent Inflammation genannt
- vermehrtes Bauchfett (Insulinresistenz, Estrogenbildung)
- durchlässige geschädigte Darmwand (Buch von Giulia Enders, „Darm mit Charme, Verlag Ullstein)
- schadhafte Zähne
- Parodontose

Auch den eigenen Arbeitsplatz sollten Sie immer mal wieder prüfen in Bezug auf:

- Stressbelastung,
- Einwirkung chemischer Stoffe,
- Belüftung,

- Lichteinfall,
- ergonomische Arbeitshaltung und
- Lärm

Das Auftreten von körperlichen Symptomen ist in diesen Zusammenhängen ein ernstzunehmendes Warnsignal. Wohl wissend, dass eine Veränderung des Arbeitsplatzes nicht einfach ist, sollte abgewogen werden: Was hat sich verändert, und was kann ich selbst zu einem gesunden und ergonomisch gestalteten Arbeitsplatz beitragen oder verlangen?

Achten Sie darauf, dass Sie ausreichend Schlaf haben. „Ausgeschlafen sein ist eine Frage von Glücklichsein.“

Gesundheitsaspekte beim Umgang mit moderner Technik

Sofern es sich von Berufs wegen machen lässt, versuchen Sie, Ihr Mobil-Telefon nur bei Bedarf einzuschalten, körperfern zu tragen und zu benutzen (Raumton oder Haedset). Ausgenommen seien hier Menschen, die aus Sicherheitsgründen das Mobiltelefon permanent bei sich tragen sollten.

Den Sendemasten weichen Sie aus, so gut es geht, bzw. halten Sie Abstand! Denn Strahlungsintensität nimmt über den Abstand quadratisch in der Energie ab. Im Beruf geht das nur bedingt, privat aber schon!

Ebenso prüfen Sie Ihre Wohnverhältnisse. Lassen Sie ggf. eine Innenraumuntersuchung durchführen. Falls Sie in medizinischer Behandlung sind, dann machen Sie sich Gedanken über Entwicklung und Verlauf.

Ihre gewohnten Freizeitbeschäftigungen sollten Sie auch überprüfen. Kommen Sie dabei mit chemischen Stoffen in Luft- oder Körperkontakt?

Treiben Sie Sport mit hoher Beanspruchung nicht an ungeeigneten Orten. Joggen Sie in freier Natur, weit ab von Autoverkehr und Industrie!

Was wir essen

Ein gutes Leben kann ohne richtige und vollwertige Ernährung nicht zustande kommen. „Man ist, was man isst." Woher soll es denn sonst kommen?

Es beginnt mit der Erkenntnis: Fast alles, was einem gut schmeckt, ist gesund. In unserer Entwicklung waren wir allen Säugetieren einmal viel ähnlicher, als manche heute meinen. Tiere wissen intuitiv, was sie brauchen. Ein Reh frisst nicht alles Grüne, was ihm vor den Lecker kommt, es ist geradezu penibel in der Auswahl von Kräutern.

Im täglichen Speisezettel sollte Ausgewogenheit gesichert sein. Wir sollten uns daran erinnern, dass Menschen Allesesser sind. Eine abwechslungsreiche Speisekarte ist deshalb ideal: alles essen, ohne es mit Lieblingsspeisen zu übertreiben. Dabei müssen wir keineswegs kleinlich in der Auswahl sein. Hier sei zum Beispiel an die mediterrane Kost erinnert.

Man weiß heute, dass sich Tiere in gewissem Rahmen selbst medikamentieren können. Wenn Sie heute nach körperlicher Belastung mehr Durst haben und stärker würzen wollen, dann haben Sie sich genau dieses natürliche Verhalten richtig bewahrt. Wenn Sie richtig Lust auf etwas haben, so sollten Sie sich das gönnen, vielleicht brauchen Sie es regelrecht.

Früher hatten wir in den Familien und bei den Heilern umfangreiches Wissen über natürliche Ernährung und Heilwirkung von Pflanzen. Die Zivilisation brachte uns viele Bequemlichkeiten und besser erscheinende Ersatzangebote, die einzeln betrachtet Vorteile und keine Gefahr bedeuteten. Doch hat diese Entwicklung einen bedenklichen Grad erreicht. Was uns die Lebensmittelindustrie anbietet, ist vor Jahren schon gut beschrieben worden von Hanns Ulrich Grimm in seinem Buch „Die Suppe lügt: Die schöne neue Welt des Essens", Knaur TB. In der Neuauflage wird offenkundig, dass manchmal die Hersteller selbst nicht mehr genau wissen, was sie substanziell in ihren Produkten verarbeiten. Oder wenn sie, wie z. B. bei 1,7 Millionen Tonnen künstlicher Zitronensäure (E330), sehr genau wissen, was sie tun.

Ein geschärfter Blick auf die heute angebotenen Nahrungsmittel zeigt, dass Vertrauen ausschließlich dort angebracht ist, wo persönliche Einblicke vorhanden sind. Die Nahrungsmittelindustrie hat das Vertrauen längst überstrapaziert. Aus unserer Sicht sollte es klarere Richtlinien und konsequente Kontrollen geben. Beides wird in unserer wirtschaftsgetriebenen Politik kleingeschrieben. Der Markt regelt das angeblich schon. Können Sie die Verbraucherinformation auf den Verpackungen für sich verwerten? Bei den Juristen habe ich mal den Begriff „Verunklarung" gehört. Auch hier herrscht die Macht der Interessen.

Nichts kann Ihnen ein selbstständiges Zubereiten von vorwiegend frischen und farbenreichen Lebensmitteln, möglichst aus nahen, bekannten Quellen, ersetzen. Dabei sollten Sie auf natürlichen Geschmack und Ausgewogenheit bedacht sein. Eine abwechslungsreiche Speisekarte ist deshalb ideal: Alles essen, ohne es mit den Lieblingsspeisen zu übertreiben. Dabei müssen Sie auf Spezialitäten keineswegs verzichten, es muss aber nicht alle Tage sein und auch nicht zu jeder Jahreszeit.

Mit einer breit zusammengestellten Ernährung minimiert man gleichzeitig ein nicht bekanntes Risiko, dem man durch einseitige und ggf. belastete Lebensmittel ausgesetzt sein kann:

Eine nette Karikatur aus der Zeit des Rinder-Wahnsinns:
Ein Paar liest in der Speisekarte und sie sagt: „Nehmen wir ein großes oder mehrere kleine Risiken?"
Ohne sich verrückt zu machen, kann man mit Blick auf manche Ereignisse auch der Meinung sein, dass das kein Witz ist, sondern eine schützende Strategie.

Das Beste, was man tun kann, ist also, frische Lebensmittel, Obst, Salat, Gemüse und weitgehend Selbstgekochtes mit Appetit zu essen! Mediterranes zum Beispiel. Die Lust am Essen sollte ungetrübt sein – natürlich immer mit Blick auf die erforderliche Kalorienzahl – und frei von übertriebener Eigenverpflichtung und Ideologie. Wer als gesunder Erwachsener ohne innere und äußere Zwänge vorwiegend vegetarische oder vegane Kost isst, die ihm schmeckt und mit der er sich wohlfühlt, der ernährt sich auch gesund. Nach neuesten Erkenntnissen kann vegane Ernährung Arteriosklerose innerhalb von zwei Jahren deutlich reduzieren, ggf. zum Verschwinden bringen.

Untersucht und gut dargestellt wird das in dem Buch:
T. Colin Campbell: „China Study – Die wissenschaftliche Begründung für eine vegane Ernährungsweise", Verlag Systemische Medizin, Juli 2011.

In der Diskussion in http://de.wikipedia.org/wiki/The_China_Study werden die Ergebnisse relativiert.

In meiner Praxis stelle ich immer wieder fest, dass Veganer einen Mangel an Eisen und gewissen essentielle Aminosäuren haben. Haarausfall, wenn der Eisenspeicher leer ist, ist ein typisches Zeichen. Der Status der essentiellen Aminosäuren und Spurenelemente sollte jährlich überprüft werden. Eine Mischkost mit allem, was in unserer jahreszeitlich traditionellen oder mediterranen Ernährungskultur bekannt ist, kann kaum falsch sein. Allenfalls sind die Arten und Mengen an Kohlehydraten, Aminosäuren, Fetten, Zucker etc. der momentanen Belastungssituation anzupassen.

Noch ein paar allgemeine Tipps:

- Bei Sport Apfelsaft und Mineralwasser, das die richtige Menge von Calcium und Magnesium enthält, trinken.
- Alkohol am besten meiden. Wenn es einem gut bekommt, dann mäßig, mal ein Bier oder tiefroten Rotwein.
- Rauchen geht gar nicht.
- Kalorienbilanz: immer so viel, wie Sie wirklich brauchen
- Gutes Antiaging: ab und zu Dinner Canceling bzw. letzte Mahlzeit am frühen Abend einnehmen.
- Bewährt bei Übergewicht: Abends Kohlenhydrate, also auch Alkoholisches, weglassen
- In Ruhe essen und ausreichend kauen und einspeicheln. Das ist die erste Stufe zu einer guten Verdauung.
- Die Kalorien bei Stressessen gehen ins Depot! Also in Ruhe maßvoll genießen.
- Abends den Tag ausklingen lassen, zur Ruhe kommen, ggf. mit Spazierengehen, Autogenem Training o.ä.

Ältere Menschen resorbieren schlechter, und wie wir aus der Sportmedizin wissen, je nach Mehrfachbelastung, körperlich sowie mental, kann der Bedarf an bestimmten Stoffen auf das Zwei- bis Dreifache erhöht sein.

Neue Forschungsergebnisse

Stand der Dinge ist: Kinder können keine Veganer sein; der Körperaufbau erfordert mehr Protein und Cholesterin.

Nach neueren Forschungen scheinen Sojaprodukte, von klein auf anstatt Milchprodukte gegeben, die spätere Neigung zu Brust- und Prostatakrebs zu minimieren. Das kann sowohl mit dem Milchfett wie mit dem Kuhmilcheiweiß zusammenhängen. Gesichert ist für die derzeitige Schulmedizin, dass rotes Fleisch und fettreiche Ernährung die Entstehung von Krebs begünstigen und den Verlauf negativ beeinflussen können.

Diese und weitere Erkenntnisse basieren auf dem neuen Forschungsgebiet der mitochondrialen Medizin, die die biochemischen Stoffwechselabläufe der Mitochondrien und ihre Störungsbilder erklären kann. Dort begegnet uns ein neuer Begriff: Mitochondrien.

Unser Körper besteht aus 10 hoch 14 (eine Zahl mit 14 Nullen) Zellen, die viele unterschiedliche Eigenschaften und Funktionen haben. Die neue Forschung zeigt, dass jede Zelle weit über 1000 Mitochondrien hat. Mitochondrien sind Zellkraftwerke. Deren wichtigste Aufgabe: Sie bauen Adenosindiphosphat (= ADP) zu Adenosintriphosphat (= ATP) auf. ATP wirkt, einfach gesagt, wie Benzin fürs Auto. Bei diesem völlig erforschten biochemischen Vorgang wirken jeweils bei dem Ablauf der Stoffwechselschritte bestimmte Vitamine und Spurenelemente als Katalysatoren. Einseitige Ernährung und zu viel Zucker, aber vor allem Stress, externe und interne Überforderung, schwere Viruserkrankungen, toxische Belastungen wie Umweltgifte, Antibiotika, Chemotherapie und Bestrahlungen stören diese „Zellatmung" oder löschen die Mitochondrien regelrecht aus. Diese Energiemangelkrankheiten kennt die Schulmedizin unter verschiedenen Namen: Depression, Burn-out, Fibromyalgie, CFS (Chronic Fatigue Syndrom), CMS (Chemical Multiple Sensitivity).

Störungen zwischen den Stoffwechselschritten führen zu Fehlprodukten, wie z.B die „Citrullinierten Peptide“ als Ursache für PCP (Primär Chronische Polyarthritis), gemeinhin als Rheuma bekannt. Die Blockierung der „hepatischen 7alpha-Hydroxylase“ führt zur nicht erblichen Hypercholesterinämie. Deren Fraktion LDL (Low Density Lipoprotein) führt in ihrer durch Stress oxydierten Form zu Blutgefäßablagerungen und ist somit Mitursache der Arteriosklerose. Vermeiden von tierischem Fett bei veganer Ernährug kann zum Abbau der entstandenen Ablagerungen, der sogenannten Plaques, führen.

Nach Dr. B. Kuklinski, dem Vorsitzenden des wissenschaftlichen Beirates der Nährstoff-Akademie Salzburg, werden inzwischen als „erworbene“ Mitochondropathien angesehen:

Allgemeine Arteriosklerose, Diabetes mellitus, metabolisches Syndrom, Herzinsuffizienz, Hypertrophe Kardiomyopathie, Endometriose, Autoimmunkrankheiten wie Multiple Sklerose, Psoriasis, Neurodermitis, Herzrhythmusstörungen, Makuladegeneration, chronische Abwehrschwäche usw.

Der Biochemiker Prof. Dr. Martin L. Pall weist in seinem Buch „Explaining Unexplained Illnesses“, Verlag Informa Healthcare, daraufhin, dass außer den obengenannten Krankheitsbildern durch gestörte Mitochondrialfunktion und Bildung von z.B. Peroxinitrit, Tinnitus, auch Asthma bronchiale, Alzheimer Demenz, Parkinson Syndrom und Amyotrophe Lateralsklerose entstehen.

Die mitochondriale Medizin sieht neben Stress die tierischen Fette und Proteine als Ursache erhöhter „verdeckter“ Entzündungen, „Silent Inflammations“. Klassische Alternativmediziner sahen die Ursache in der Übersäuerung, der geringeren Aufnahme von Pflanzenfarbstoffen, den „Phytaminen“ (Quelle Fauteck und Kustricz, „Das Phytamin Prinzip", Brandstätter Verlag), und dem Mangel an Ballaststoffen, Spurenelementen und Vitaminen.

Das Kuhmilcheiweiß an sich wird schon länger mit allergischen Erkrankungen assoziiert. Bekannt ist die vermehrte Verschleimung bei Atemwegserkrankungen. Insgesamt geht die Tendenz zu mehr pflanzlicher Proteinaufnahme, zu mehr möglichst farbigem Gemüse und Obst und weniger tierischem Fett.

Also ist eine mediterrane Kost minus Fleisch, Fisch, Eier und Milchprodukten zu empfehlen!

Das ist natürlich ein Paradigmenwechsel. Geradezu rührend habe ich das bei einem Seminar über Mitochondriale Medizin (Referent Dr. Kersten) im Herbst 2014 erlebt. Nach ausführlicher Begründung der Nachteile der tierischen Proteine und Fette trat eine tiefe Stille ein, bis die flehende Stimme eines norddeutschen Kollegen erklang: „…und Fisch?" Was natürlich prompt die Stimmung auflockerte. Auch Fisch ist tierisches Protein.

In der folgenden Pause waren alle bis auf zwei anwesende Veganer, die ihre Verpflegung mitgebracht hatten, bei der Auswahl der Häppchen des ohnehin frugalen Buffets sehr zurückhaltend, bis zum Schluss einige hungrige Unerschrockene auch die übriggebliebenen fett- und proteinreichen Häppchen vertilgten.

Ihre Umsetzung des Paradigmenwechsels

Die Gemüse / Reis-Pfanne der Wok-Küche wird von Schreibtischarbeitern ja schon länger als bekömmliche, leichte und nicht müde machende Kost in der Mittagspause angesehen. Wobei einer meiner Söhne mir amüsiert von Rückfällen beim Auftauchen zur Wahl gestellter Lieblingsgerichte wie Linsen+Spätzle+Würstchen oder paniertem Schnitzel mit Fritten und mit anschließendem „Erschlagensein" erzählte.

Kostumstellungen sind für viele schwierig, wie ich in den Jahren der Beratung bei Lebensmittelunverträglichkeiten, Adipositas und Diabetes erlebt habe. Einem Schwaben, der Spätzle am liebsten zu Spätzle isst, oder einem Bayern, für den Fleisch auch Gemüse ist, kann man zwar Linsen ab und zu, aber Sojaprodukte oder Quinoa nur schwer vermitteln. Hier wäre ein langsames Reduzieren der tierischen Fett- und Proteinanteile besser, zumal anfangs bei Steigerung der Gemüsemenge der Bauch zu grummeln anfängt. Aber nach ca. vier Wochen fühlt man sich besser und leichter, zumal man meist auch ein bis zwei Kilo abgenommen hat.

Für Ältere, bei meist rückläufigem Kalorienbedarf und leider auch abnehmender Produktion von Verdauungssäften und insgesamt trägerem Stoffwechsel, ist es sicher besser, auf die leichtere Gemüse/Obst betonte Ernährung zu wechseln. Man sollte auf die alten, gehaltvolleren und weniger allergenen Sorten – z. B. Boskop versus Golden Delicious oder eigenes Gartengemüse statt solches aus dem Intensivanbau – wechseln, wobei möglichst ab und zu Wildkräuter und Wildgemüse dabei sein sollten. Sie enthalten sehr viel mehr Mikronährstoffe und Vitamine. Das empfehlen die Autoren des „Das Phytaminprinzip" auf Seite 68/69. Darin heißt es weiter:

„Zu unserem Glück blieben durch all die Jahrtausende die Heilpflanzen der Volksmedizin außen vor, sowie jene Auswahl an Pflanzen, die wir heute als Gewürze schätzen – darunter die `Top-Ten´: Basilikum, Knoblauch, Salbei, Oregano und sein enger Verwandter Majoran, Rosmarin, Thymian, Petersilie, Minze, Muskatnuss und Dill.

Knapp darauf folgen Fenchel, Zitronenmelisse, Borretsch, Liebstöckel (=Maggikraut), Schnittlauch, Koriander, Beifuß, Lavendelblüten. Brunnenkresse und Gartenkresse, Spitzwegerich, Ackersenf, Brennnessel, Löwenzahn und Kerbel.

Dass diese Gewächse heute bei uns noch eine Rolle spielen, verdanken sie vielleicht auch ihrem großen Förderer, Pfarrer Sebastian Kneipp. Er war überzeugt, dass Kräuter nicht nur Heilmittel, sondern auch ganz ausgezeichnete Nährmittel seien.

Die moderne Ernährung macht dick und sie bringt uns zu allem Überfluss noch ernsthafte Stoffwechselprobleme. An erster Stelle dabei: Diabetes. In guten indischen Restaurants haben wir den Eindruck, dass ziemlich viel vom oben Genannten verarbeitet wird.

Im Krankheitsfall oder bei starker körperlicher oder mentaler Belastung haben sich bei mir selbst und in meiner Praxis nach Laboruntersuchung die Verabreichung von B-Vitaminen, Aminosäuren und Hormonen als Supplementierung bewährt. Je nach Krankheitsbild kann man dann gezielt Defizite ausgleichen. Es gibt natürlich in der Zwischenzeit reichlich Erfahrung, was bei den verdeckt entzündlichen Erkrankungen (Silent Inflammation), und durch unsere typischen Zivilisationskrankheiten (westliche Lebensweise), alles falsch läuft. Das kann heute untersucht und gut therapiert werden kann, die Erfolge sprechen für sich.

Kritiker weisen auf wenig gesicherte Studien hin, ohne die Fragwürdigkeit der meist industrie- und lobbygesteuerten Studien zu sehen. Inzwischen wurden selbst in der berühmten „Nurses Health Studie" methodische Fehler entdeckt. Es wurde z.B. der Protein- und Fettgehalt der Nahrung bestimmt, aber nicht berücksichtigt, ob es tierische oder pflanzliche Fette und Proteine waren. Nachgewiesen ist deren völlig unterschiedliche Bedeutung für viele Krankheiten des Stoffwechsels, die Krebsentstehung und Zivilisationserkrankungen wie Demenz, Diabetes, Arthrose, Blutgefäßerkrankungen, Autoimmunerkrankungen und Adipositas.

Ende 2014 unterbreitete die Bundesregierung den Krankenkassen den Vorschlag, mehr Mittel für die Prävention auszugeben: ein Schritt in die richtige Richtung. Eine moderne Ernährungsforschung wäre der zweite Schritt. Hier schließt sich für mich der Kreis zu einer Expertenäußerung vor 30 Jahren, (nachzulesen in der folgenden Vorbemerkung auf Seite 98 im 2. und 3. Absatz).

Der dritte und der vierte Schritt wären, die Erkenntnisse der personalisierten und der mitochondrialen Medizin umzusetzen, zwei weitere Paradigmenwechsel.

Aber vielleicht geht es wieder mal wie in dem Witz über den Zölibat: Zwei alte katholische Pfarrer saßen zusammen. Sagt der eine „Was glaubst du, schafft der Papst nach dem nächsten Konzil den Zölibat ab?" Sagt der andere „Ach, lieber Bruder, das erleben wir wohl nicht mehr, aber vielleicht unsere Enkel!"

Dies wurde noch zu Zeiten vor dem derzeitigen von mir hoch verehrten Papst Franziskus erzählt.

Nahrungsergänzung

Vorbemerkung

Nach meiner Facharztausbildung und schon während meiner langjährigen Intensivarzt-Tätigkeit begann ich, mich in alternativen begleitenden Therapieverfahren fortzubilden. Der Anblick der geblähten Säuglingsbäuche nach Antibiotikabehandlung und die daraus sich ergebende Gedeihstörung haben mich sehr geprägt. Die günstige Beeinflussung durch das, was man früher Symbioselenkung nannte, die Behandlung mit immunmodulierenden Darmbakterien, in allen Altersklassen, war seither in meiner Praxis ein wichtiger Aspekt.

Eine weitere erhellende Erfahrung machte ich vor langer Zeit auf einem hochkarätig besetzten Seminar über Orthomolekulare Medizin und entsprechende Supplemente, ausgerichtet von der Kassenärztlichen Vereinigung und zwei großen Krankenkassen.

Das Resümee der Experten: Wenn es gelänge, unsere Patienten zur Einnahme der selbst zu bezahlenden Vitamin- und Spurenelement-Supplemente und zu ausreichender körperlicher Bewegung zu motivieren, dann würden die Krankenkassen 70% der Behandlungskosten einsparen.

Was ist danach passiert? Man muss sich die nach mehrfachen Reformen veränderte Gesundheitspolitik klarmachen: Diagnostik und Therapie sollen **wirksam, ausreichend und kostengünstig** sein. Prävention ist nicht Aufgabe der Krankenkassen.

Prävention ist die Angelegenheit jedes Einzelnen, also des mündigen, aufgeklärten Patienten.

Die Beschäftigung mit dem medizinischen Teilgebiet „Sportmedizin" zeigte mir dann, dass nicht nur die Leistungsfähigkeit, sondern auch die Belastbarkeit im körperlichen und mentalen Bereich in allen Altersklassen verbessert werden können.

Hochleistungssportler stehen meist unter bester ärztlicher Betreuung und einem Monitoring aller relevanten Daten. Auf dieser Basis werden alle erforderlichen Werte bedarfsgerecht substituiert bzw. in den hochnormalen Bereich angereichert. Die erfolgreiche Biathletin Kathi Wilhelm sagte kürzlich in einem Sportgespräch im Deutschlandfunk, dass Leistungssportler ohne Nahrungsergänzung überhaupt nicht auskommen, was nichts mit Doping zu tun hat. Hauptsächlich Aminosäuren in ausreichender Menge sind, insbesondere auf Reisen zu Wettbewerben, mit normaler Hotelkost gar nicht darstellbar. Die verträgliche Darreichungsform sowie weitere Ergänzungsmittel helfen, bestimmte Nährstoffe schneller zu resorbieren. Sie stellen jedoch die Athleten vor Probleme, die die Grenzen der NADA-Vorgaben (Doping) berühren können.

Nahrungsergänzung heute

Kaum ein Thema wird so kontrovers diskutiert wie das der Nahrungsergänzungsmittel. Schon die unterschiedlichen Rechtslagen in USA, der EU und Deutschland sorgen für unterschiedliche Auffassungen. Während in den USA viele Mittel frei verkäuflich sind, werden in Deutschland Vitamine und Mineralien als Nahrungsergänzungsmittel den Lebensmitteln zugeordnet. Nach deutschem Recht dürfen Nahrungsergänzungen keinen therapeutischen Nutzen erfüllen. Sie tun es, zusammen mit einer Ernährungsumstellung, aber schon.

Unsere heutigen Ernährungsgewohnheiten, erst recht alles von Conveniencefood bis zu Fastfood, braucht Ergänzung. Auch unsere frisch gekauften Lebensmittel unterliegen heute Veränderungen. Reduzierte bzw. veränderte Nährstoffgehalte gegenüber früher finden Sie oft als Resultat der Intensiv-Land- und Viehwirtschaft. Vincent Klink hinterfragt die Qualität des Gemüses in seinem Buch „Voll ins Gemüse", Eigenverlag, so: „Wuchs es statt in der Erde in Chemiesubstrat auf, ging das Wasser schon dreimal durch die Kläranlage, atmete es verpestete Luft…?" Das Tückische daran ist, dass wir beim Einkauf gerne zum makellos schönen Gewächs greifen, und das kommt eben meist nicht aus dem Freilandanbau.

Vitamine und Mineralien

Unsere derzeitige Schulmedizin (evidence based medicine) steht diametral einer alten Erkenntnis gegenüber, die gerade wieder neu entdeckt wird, der personalisierten Medizin. Für Naturheilkundler ist das ein altes Wissen. Wir alle sind sehr verschiedene Wesen: Frauen und Männer, Kinder, Heranwachsende, Erwachsene und Alte, Pykniker und Leptosome, Gemäßigte und Hochaktive, ….. mit allen Zwischenformen. Jeder Mensch hat eine andere Genetik, Epigenetik und ggf. Krankengeschichte, andere Lebensumstände und -gewohnheiten. Daraus entsteht ein ganz individueller Bedarf, der mit standardisierten Vollblutanalysen ermittelt werden sollte. Darum geht es zuerst bei der Frage nach zusätzlichen Mitteln.

Die RDA-Tabellen

Um den täglichen Bedarf an Vitaminen und Mineralstoffen des gesunden Menschen zu decken, wurden die Recommended Daily Allowances (RDAs) entwickelt. Die erstmals vor 70 Jahren in den USA vorgestellte Tabelle wird heute von der Deutschen Gesellschaft für Ernährung aktualisiert. Darin sind die Mengen von essentiellen Nährstoffen angegeben, die nach der wissenschaftlichen Kenntnis für den Normalzustand als ausreichend angesehen werden, selbst für Kranke im Krankenhausessen.

VITAMINE

Vitamin	Name	neue EU-RDA
Vitamin A	Retinol	800 µg
Vitamin B_1	Thiamin	1,1 mg
Vitamin B_2	Riboflavin	1,4 mg
Vitamin B_3	Niacin	16 mg
Vitamin B_5	Pantothensäure	6 mg
Vitamin B_6	Pyridoxin	1,4 mg
Vitamin B_9	Folsäure	200 µg
Vitamin B_{12}	Cobalamin	2,5 µg
Vitamin C	Ascorbinsäure	80 mg
Vitamin D	Calciferol	5 µg
Vitamin E	Tocopherol	12 mg
Vitamin H	Biotin	50 µg
Vitamin K	Phyllochinon	75 µg

MINERALSTOFFE

Mineralstoff	neue EU-RDA[2]
Calcium	800 mg
Chlorid	800 mg
Chrom	40 µg
Eisen	14 mg
Fluorid	3,5 mg
Jod	150 µg
Kalium	2000 mg
Kupfer	1 mg
Magnesium	375 mg
Mangan	2 mg
Molybdän	50 µg
Phosphor	700 mg
Selen	55 µg
Zink	10 mg

In diesen Tabellen können natürlich nur mittlere Anhaltswerte für gesunde junge Männer mit ca. 75 kg stehen. Denn, wie zuvor festgestellt, sind wir einerseits sehr verschieden und andererseits haben wir unsere momentanen Lebensumstände zu berücksichtigen. Unsere Unterschiedlichkeit wird jedoch in den Analysen erkennbar.

Welche Lebens- und Essverhältnisse Sie haben und unter welchen Bedingungen Sie stehen (Kantinenessen, Arbeitsdichte, Belastungsgrade und Freizeit- und Schlafgewohnheiten etc.), das alles beeinflusst den Bedarf an Nahrungsergänzung.

Der erfahrene Arzt oder Apotheker kann Sie dazu umfassend beraten. Er kennt die vorgenannten Standards und hat eigene Erfahrungen. Anhand von Speicheldiagnostik und einer Vollblutanalyse, die heute von fähigen Labors erstellt werden, kann er unter Berücksichtigung Ihrer Lebenssituation einen geeigneten Plan für Ihre Nahrungsergänzung entwickeln. Er bedient sich dabei ggf. des Rates des Apothekers Uwe Gröber aus dessen Buch „Mikronährstoffe", Wissenschaftliche Verlagsgesellschaft Stuttgart.

Probiotika

„Werden Lebensmittel nicht roh oder fermentiert verzehrt, fehlen ihnen in der Regel die Enzyme und auch die bakterielle Zusammensetzung, die für eine gute Verdauung nötig sind. Zusammen mit der oft leichtfertigen oder unbewussten Einnahme von Antibiotika und dem Verzehr von darmschädigendem Junk Food kann dies zu einem schweren bakteriellen Ungleichgewicht im Darm führen, das dann die Ursache für eine chronische Erkrankung sein kann. Eine Ergänzung mit einem kräftigen probiotischen Präparat kann den Verdauungstrakt wieder ins Gleichgewicht bringen und das Immunsystem ankurbeln. Kombucha-Tee, Joghurt-Lassi oder Kefir, die reichlich nützliche Bakterienstämme enthalten, können ebenfalls helfen, die geschädigte Darmflora zu reparieren und dafür zu sorgen, dass Schadstoffe sicher ausgeschieden werden." (Zitat aus Schallers Gesundheitsbriefe)

Sie können auch das Darmimmunsystem durch tägliche Gabe von Lacto- und Bifidusbazillen, etwa in Fällen von Infektanfälligkeit oder nach Antibiotikagaben, pflegen. (Giulia Enders, „Darm mit Charme")

Neu ist die Stoffwechsellenkung mit sogenannten Leitkeimen bei Adipositas und Diabetes.

Hormone

Besonders bei Frauen in Prä- und Postmenopause ist dem veränderten Hormonspiegel Rechnung zu tragen. Je nach Belastung oder Empfindung kann eine phytotherapeutische oder natürliche Hormonunterstützung nötig werden.

Auch Männer im fortgeschrittenen Alter können u. U. von einer Hormonbehandlung profitieren.

„Der Mensch ist so gut wie die Summe seiner Hormone."

Bei einer Gruppe von nahezu 500 Senioren mit Demenz fand sich nach einer mündlichen Auskunft des Präventivmediziners Dr. Johannes Wessolly, Ludwigsburg, bei allen ein gravierender Vitamin-D3-Mangel und ein Mangel an Testosteron, Schilddrüsenhormon und Pregnenolon. Es würde sich lohnen, die gleichen Hormonwerte wie bei den Frauen anzunehmen, schon auch im Hinblick auf die hier signifikant auftretende Osteoporose.

5.

Geistig fit und aktiv, lebenslang – nur wie?

So überschrieb die Medical Tribune vom 25.10 13 einen Report über die Auswertung von 32 kontrollierten Präventionsstudien an der Universität Toronto. Was hält die Gehirnzellen wirklich auf Trab? Versuche mit Demenzmedikamenten wie Cholinesterasehemmern oder Rezeptorantagonisten und weiteren Präparaten scheinen gescheitert zu sein. Hormontherapien halten den kognitiven Abbau nicht auf, in Studien mit 10000 Frauen wurden sogar kontraproduktive Effekte gefunden. Neben körperlichem Training für Kraft und Ausdauer verspricht das Training kognitiver Fähigkeiten, also Gedächtnis und Aufmerksamkeit, den größten Erfolg.

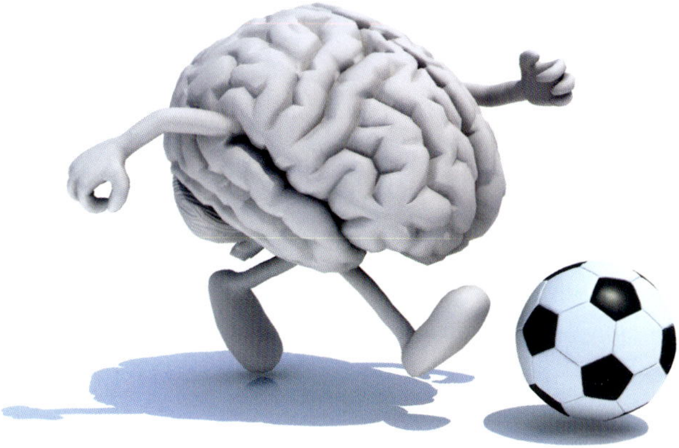

Halten Sie Ihren Grips auf Trab.

Oleander und Pistoia

Oleander und Pistoia sind für die Autoren Synonyme für Vergesslichkeit und Verirrung. Vor 20 Jahren auf einer Reise in die Toskana fiel meiner Frau der Name des allgegenwärtigen Strauches nicht mehr ein. Sie brauchte Tage dafür.

In Pistoia fand ich unser Auto nicht mehr. Nach einer Stunde erfolgloser Suche aßen wir phantastisch zu Mittag, machten uns danach erneut auf die Suche und waren in 10 Minuten erfolgreich. Seither sind diese beiden Worte sofort parat, wenn Ähnliches geschieht – und es geschieht öfters.

Was wollen wir hiermit sagen? Wir, und Sie auch, haben zu allen Zeiten mal was vergessen, auch in jungen Jahren. Deshalb müssen wir heute nicht sofort an Alois Alzheimer denken, wenn uns wieder mal ein Name nicht einfällt. Es ist aber ein hoch belebendes Spiel, eine Erinnerung zu rekonstruieren, vielleicht gemeinsam, oder (nicht so schnell aufgeben!) nachzuschlagen. Derartige Übungen sind lebenspraktisches Training für geistige Fitness, und darum geht es in diesem Abschnitt.

Woher holen wir geistige Anregungen und Training? An erster Stelle sollte stehen:

Kommunikation, daheim, im Freundeskreis und in der Öffentlichkeit

Der permanente Dialog mit den Seinen über buchstäblich alles steht an erster Stelle im Leben. Wir meinen damit das, was über den alltäglichen Sprechbedarf hinausgeht, nicht nur „Reich mir bitte mal die Marmelade rüber." Frauen haben meistens mehr Themen, Caveman weiß das, und Männer tun gut daran, darauf einzugehen.

Im Freundeskreis ist Kommunikation schon durch die gemeinsamen Interessen vorgegeben.

Gehen Sie, wo auch immer, auf ein Gespräch ein, wenn Sie die Gelegenheit geboten bekommen. Auch small talk, wie das in England heißt, will geübt sein, fröhlich und unbekümmert. Nehmen Sie teil, um mit anderen Menschen in positiver Weise zu tun zu haben! Suchen Sie Gesellschaft und Fröhlichkeit mit anderen und pflegen Sie angemessen Ihre kritische eigene Meinung, aber auch Ihren Humor und Optimismus!

Zeitungen und Magazine

Geistig rege sein in allem, was passiert, und teilnehmen an den Geschehnissen in Ihrer Umgebung, auch das ist es, was Sie fit hält. Das beginnt am Morgen beim Frühstück – neben dem Gespräch – mit dem Lesen einer richtigen Tageszeitung. Die kann man ja aufteilen, auf interessante Einzelthemen aufmerksam machen und darüber diskutieren. Natürlich ist nicht alles erfreulich, was da drinsteht. So ist aber das Leben.

Die Auswahl der Zeitungen oder Magazine will gut überlegt sein. Ein bekannter Coach und Psychotherapeut sagte von sich, er lese den „Spiegel" schon lange nicht mehr, denn jedesmal wenn er den Spiegel gelesen hatte, hasste er drei Menschen mehr, die er zuvor gar nicht gekannt hatte. Positives soll Vorrang haben.

Nicht nur aus Zeitungen holen Sie sich Anregungen.

Radio hören

Ein fast 100 Jahre altes Medium hat etliche Wandlungen vollzogen und ist heute frischer als je zuvor. Es hat den Vorzug, dass wir parallel hören und vieles tun können: Hausarbeit, Heimwerken, Wandern, Autofahren, Warten….und vieles mehr. Wir können unsere Konzentration regulieren, je nach Situation und Angebot. Nachrichten und Textsendungen verlangen mehr, Musik je nach Interesse auch mal weniger. Radiohören ermöglicht Ihrer Fantasie Freiräume. Das Niveau der ARD-Sender ist hoch und vielschichtig. Anregungen in vielerlei Hinsicht können wir uns dort holen. Bei den privaten Sendern kommt es sehr gemischt, überwiegend ist es Dudelfunk.

Fernsehen

Fernsehen bindet Sie mehr an, als dass es Ihnen Freiräume lässt. Nebenbei läuft da wenig. Sie werden vereinnahmt.

Für das Programmniveau gilt das Gleiche wie beim Rundfunk. Private finanzieren sich über die Werbung, und das will ausgehalten werden. Wir zappen immer, denn gutgemachte Werbung ist selten, und deren Wiederholungen halten wir auf Dauer auch nicht aus. Öffentlich Rechtliche Sendeanstalten sind da angenehmer, im Niveau sowieso.

Nun hat ja jeder seine Vorlieben, und wir schreiben niemandem etwas vor: Nachrichten (Tagesschau etc.), Filme, Sport, Diskussionen bzw. Talkshows, Ratesendungen, allerlei Hobby-Sendungen von Eisenbahn bis Kochen und vieles mehr. Es ist gut, zu wissen, was so geht. Fernsehen gehört heute einfach zum Leben.

Fragen Sie sich manchmal selbst, ob Sie durch Fernsehen schlauer geworden sind? Vielleicht, wenn Sie alleine schauen? Spannung und Unterhaltung freut einen, jedem das Seine, doch gibt es da gute und weniger gute Angebote.

Prüfen Sie ab und zu, was Ihnen eine bestimmte Zeit vor dem Fernseher gebracht hat! Eine Programmzeitschrift hilft Ihnen, das Bessere zu finden. Danach auszuschalten gehört zum Schwierigsten. Nicht einschalten geht einfacher. Manfred Stoehr beschreibt die Wirkung von Medien in seinem Buch sehr treffend. Auch er meint, es gebe viele Alternativen. (Nachzulesen bei Manfred Stöhr „Reifejahre", Verlag Via Nova, Petersberg)

Gerald Hüther sagt: „Wenn wir etwas intensiv üben, dann werden wir darin besser. Wer intensiv Fernsehen übt, der wird besser im Fernsehen."

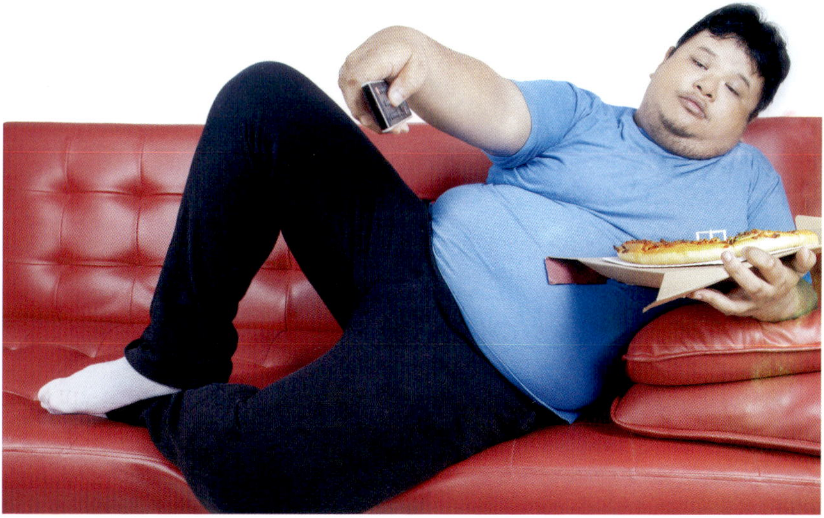

Ein besonders gut geübter Fernsehkonsument

Digitale Welt und Internet

Wer bisher keine digitalen Geräte benutzt hat, der sollte sich schleunigst daran machen. Natürlich geht es auch ohne. Aber der Gewinn an Information und Kommunikation ist enorm; denken Sie nur mal an E-Mails mit Kindern, Enkeln und Freunden.

Schon die Einstellung von Geräten fordert Sie permanent heraus. Wie stelle ich meine Digitaluhr auf Sommer/Winterzeit um?

Meistens ist es ganz logisch, oft einfach.

Lassen Sie sich nicht erschrecken von der ungeheuren Komplexität der Computer, benutzen Sie einfach nur das, was Sie definitiv haben wollen. Man kann das lernen, und indem Sie lernen, aktivieren Sie Ihre grauen Zellen. Und der Spaß stellt sich ein, je mehr Sie damit anfangen können.

Ein praktischer, kostenloser Ratgeber:
„Wegweiser durch die digitale Welt – für ältere Bürgerinnen und Bürger", Herausgeber Publikationsversand der Bundesregierung, Postfach 48 10 09 18132 Rostock. E-Mail: publikationen@bundesregierung.de oder telefonisch unter der Rufnummer: 0 18 05 - 77 80 90
Diese Broschüre baut auf den Erfahrungen älterer Internetnutzerinnen und -nutzer auf und zeigt, welche Vorteile die digitalen Welt bringen kann. In der Druckfassung kann die kostenlose Broschüre bestellt werden.

Für den Erwerb und die Installation in Ihrem Heim können Sie kleine Servicefirmen ordern, die Ihnen auch später bei Updates und Modernisierung helfen. Das ist gar nicht so teuer. Wenn Sie ein persönliches Verhältnis zu einer Fachkraft aufbauen können, die Sie auch mal telefonisch etwas fragen können, dann kommen Sie gut voran. Das kann auch ein Student sein, den Sie über die Pinnwand an der Hochschule anwerben können.

Denken Sie daran, dass die Nutzungsdauer dieser Technik kaum größer als 5 bis 8 Jahre ist.

Kino

Allein das Informieren über das Kino ist eine Welt für sich, das Kino mit seinem Raumerlebnis selbst sowieso. Sie gehen hinaus, treffen Leute und finden bei guter Vorinformation spannende Unterhaltung. In der Gruppe macht das erst recht Spaß. Anregende Gespräche kommen auf.

Steckenpferde, Hobbys

Pflegen bzw. aktivieren Sie ein Hobby oder fangen Sie ein neues Hobby an, was Sie schon immer mal wollten. Sich für etwas begeistern, etwas Besseres können Sie kaum tun.

Musikinstrument (wieder) spielen

Musik selber spielen macht Freude, zusammen mit anderen erst recht. Es ist nicht wichtig, dass Sie das öffentlich vorspielen können. Es ist Ihr Ding.

Singen

Singen könnte man auch unter Bewegungslehre nennen. Denn eine Singstimme können Sie erlernen und üben. Das ist vergleichbar mit Sport, insbesondere wenn permanent Atemübung praktiziert wird.

Jeder kann singen, eine gewisse Musikalität gehört aber schon dazu, um Freude daran zu haben. Die Schwingungen der eigenen Stimme versetzen Ihren Körper und Ihren Kopf in höher frequente Bewegung. Singen Sie mal ein „M“, in verschiedenen Tonhöhen und Lautstärken und fühlen Sie die Resonanz in Ihrem Kopf, in Brust und Bauch. Und Sie lernen natürliches Atmen, auch aus dem Bauchraum.

Wichtiger noch ist die mentale Dimension. Singen in der Gemeinschaft eines Chores ist anregend. Ob das moderne Musik, Folklore (Deutsches Volksliedgut gehört dazu), Jazz, Spirituals oder Kirchenmusik und Oratorien sind, liegt ganz an Ihrer persönlichen Musikvorliebe. Gemischte Chöre sind vorzuziehen, Männergesangvereine haben weniger Zukunft, Frauenchöre schon.

Oder testen Sie mal Stimmbildung im Einzelunterricht.

Bücher Lesen

Lesen ist Kino im Kopf, ein unerschöpfliches Feld. Stöbern Sie in Buchhandlungen, das können Sie nur dort und nicht bei Internetfirmen, oder schauen Sie mal in der Stadtbücherei vorbei.

Aktivitäten, bei denen man gebraucht wird, und die Sinn machen

Es ist in jedem Alter wünschenswert, etwas zu tun, was Nutzen bringt, Sinn macht. Vielen ist das in der Erziehung besonders mitgegeben worden. Deshalb mögen wir auch später daran weiter arbeiten. Wie macht man das eigenständig im Ruhestand? Wenn wir in unserem Arbeitsleben die Aufgaben immer gestellt bekommen haben, dann ist der eigenaktive Beginn etwas Neues.

Ehrenamt

In jeder größeren Stadt gibt es eine Stelle, die ehrenamtliche Tätigkeiten vermittelt. Da sind meist Gruppen, die für einen guten Zweck für sich oder andere in irgendeiner Weise aktiv sind. Sich zu beteiligen und nach einer Zeit sogar eine Funktion zu übernehmen, das kann außerordentlich spannend sein. Jeder hat ja gewisse Talente, es gilt nur, herauszufinden, wo sie angewendet werden können. Das Beste daran: Sie werden ganz neue Erfahrungen sammeln und merken, wie Sie sich bei diesem Engagement selbst weiterentwickeln. Also: Im Rathaus nachfragen.

Funktion im Verein

Neu einsteigen und dann gleich eine Funktion zu übernehmen, das ist kompliziert. Sie sollten schon wissen, „wie der Hase läuft". Es sind viele Menschen beteiligt, manchmal über viele Jahrzehnte, da sollte man sich auskennen. Sind Sie aber schon lange dabei, dann nichts wie los! Für einen Neueinstieg gibt es auch hier Gelegenheit. Sie brauchen dann aber für den Anfang einen „alten Fuhrmann“, in dessen Aufgaben Sie sich einarbeiten können.

Temporäre Pflegeaufgabe

Ein heikles, aber sehr spannendes Thema! Am besten fangen Sie mit einem Haustier an, das Sie zeitweise in Pflege nehmen. Mit der Fürsorge für ein Kleintier geht das los, ein Hund ist da schon anspruchsvoller.

Erst recht gilt das für eine Pflegeaufgabe für Menschen. Hier gibt es viele Felder, in denen Sie sich engagieren können. Das reicht vom Vorlesen in Kindergruppen bis zu Besuchen im Altenheim. Das will gut überlegt sein, kann Ihnen aber viel geben.

Wenn Sie sich darauf einlassen, dann geben Sie sich über Ihr Zeitbudget und über die Laufzeit einer solchen Aufgabe Rechenschaft: Was ist mit Ferien etc.?

Politik

Haben Sie Interesse an öffentlichen Themen und an Diskussionen, dann sind Sie in einer politisch tätigen Organisation immer willkommen. In unserer Demokratie fehlt oft die Bereitschaft zur Beteiligung, aber Demokratie lebt in erster Linie genau davon.

Autofahren

Autofahren ist lebenslang der Männer Lieblingsspiel; Frauen sehen das Auto eher als Mittel zum Zweck. Man hört in letzter Zeit öfters, dass man im Alter vielleicht auch nicht mehr fahren sollte und ab einem gewissen Punkt sogar den Führerschein abgeben könnte. In der Öffentlichkeit kommt tatsächlich die Meinung auf, dass Alte den Anforderungen nicht mehr gewachsen sind. Dazu hat sich in der ADAC-Motorwelt, Heft 12 Dezember 2014, ein Team mit der (Auto)-Mobilität von Senioren befasst. Auf Seite 19 zeigen sie ein Diagramm, das für ältere Autofahrer von hohem Interesse ist. Auf den ersten Blick könnte man entnehmen, dass Vielfahrer, auch im Alter, länger fit und kompetent Auto fahren können. Schauen wir uns das genauer an:

Entgegen kritischen Stellungnahmen zeigen die ADAC-Veröffentlichungen, dass ältere Autofahrer vielleicht nicht (selbst)-sicherer fahren, aber eindeutig weniger Unfälle verursachen, als allgemein angenommen wird. Es soll sich jeder Einzelne selbst durchaus kritisch prüfen (lassen). Ältere können sich auch weiter am Autofahren freuen, wenn sie alles richtig machen. Ob Sie alles richtig machen, das können Sie bei Automobilclubs oder bei Fahrschulen erfahren. Der ADAC hat die Broschüre „Älter werden – Sicher fahren", Artikelnummer 2831602, herausgegeben, in der alles steht, was Sie wissen und können müssen. Im Internet finden Sie die Broschüre unter folgender Adresse: www.adac.de/_mmm/pdf/rv_aelter_werden_sicher_fahren_flyer_0813_177979.pdf

WER VIEL FÄHRT, IST VIEL SICHERER UNTERWEGS

Die Statistik zeigt: Die Unfallrate steigt im Alter nur bei Wenigfahrern. Wer regelmäßig fährt, tut dies besonders sicher (links). Das größte Risiko geht von jungen Fahrern aus (rechts).

Unfälle nach Alter und Fahrleistung (pro 1 Mio. Kilometer): Auffällig sind nur jene Senioren, die weniger als 3000 Kilometer jährlich fahren.

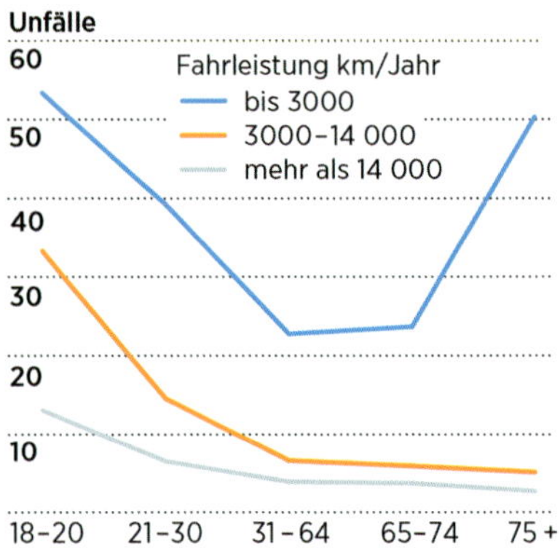

Quellen: Langford et al., Stat. Bundesamt, ADAC

Anzahl der Getöteten durch Pkw-Unfälle (im Jahr 2013), aufgeschlüsselt nach dem Alter des Unfallverursachers.

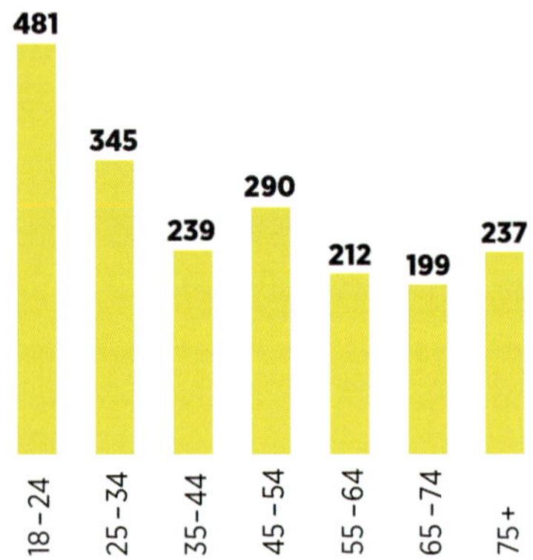

Unfallhäufigkeit in Abhängigkeit von Alter und von Fahrleistung pro Jahr

Dem Diagramm kann man entnehmen, dass von Autofahrern mit wenig Fahrpraxis, unter 3000 km/Jahr (blaue Linie), in jedem Lebensalter ein höheres Unfallrisiko ausgeht. In dieser Gruppe von sehr jungen und von älteren Fahrern nimmt die Unfallhäufigkeit besonders deutlich zu. Demgegenüber verursachen die Älteren, die zwischen 3000 und 14000 km fahren (braune Linie), immer weniger Unfälle und die echten Vielfahrer (graue Linie), am wenigsten. Dieses Ergebnis interpretieren wir als eine Folge von

- intensiver Fahrpraxis und damit dem permanenten Training und
- zunehmend vorsichtigem Verhalten und wortwörtlich erfahrener Routine

Wir können sogar annehmen, dass Autofahren ein exzellentes geistiges Fithaltetraining ist, das unsere Zellen auf Trab hält. Ist das ein gutes Training? Ja, aber nur unter folgenden Bedingungen: Kein Stress, keine Überforderung und keine Langstrecken ohne Pausen!

Autofahren bei Nacht

Von Älteren hört man öfters, dass ihnen das Autofahren bei Nacht zunehmend schwerfällt. Eine der Ursachen: Seit 20 Jahren baut die Automobilindustrie ständig hellere Leuchteinheiten in die Fahrzeuge. Das begann mit den ersten Halogen-Lampen und es wird immer schlimmer. Das alles nur, weil viele auch bei Nacht beliebig aufs Gas treten wollen. Es gibt einen regelrechten Wettbewerb der Autobauer in Lichtausbeute. Man könnte das auch als eine unerfreuliche Auswirkung des technischen Fortschritts verstehen. Doch viele wollen das genau so.

Deshalb kommt es den Älteren, die es vorher anders kannten, so vor, als würden sie schlapp machen. Das ist nur die halbe Wahrheit. Auf jeden Fall sollten sie sich deshalb natürlich vorsichtig mit der Nachtfahrerei verhalten, am besten wenig bei Nacht fahren. Aber den Grund für die Erschwernis müssen sie nicht alleine bei sich selbst suchen.

Reisen

Natürlich ist es spaßig, an einer Lust- oder Wellness-Reise teilzunehmen. Auf die Dauer bringt Ihnen das aber wenig. Echten Gewinn haben Sie an Reisegruppen, die sich einem Thema zuwenden. Ob das die griechische Klassik, englische Gärten oder moderne Kunst oder was auch immer betrifft, in solchen Kreisen werden Sie Menschen mit ähnlichen Interessen kennen lernen, mit denen Sie auch in der Folge gemeinsame Interessen pflegen können. Auch so können Freundschaften entstehen.

Spiele

Aus den Briefen von Friedrich Schiller über die ästhetische Erziehung des Menschen (1795) lernen wir:

„Der Mensch spielt nur, wo er in voller Bedeutung des Wortes Mensch ist, und er ist nur da ganz Mensch, wo er spielt."

Kinder spielen. Was tun sie da mit voller Konzentration und Ernst? Sie erproben modellhaft das Leben, spielerisch, und dabei ist ihre Fantasie unbegrenzt. Das sind Qualitäten, die im Leben bedeutend sind, die aber immer noch unterschätzt werden. Oft haben wir im Laufe unseres Lebens das Spielen verlernt oder unsere Fantasie sogar abgewöhnt bekommen. Zu viel wurde uns vielleicht abverlangt, zu wenig blieb für uns übrig. Jetzt haben wir die Wahl:

- Schach, Go,
- Canasta, Bridge, Skat und weitere Kartenspiele
- Kreuzworträtsel
- Sudoku

- Memory – Mein Lieblingsmemory heißt Silhouette, wir möchten nichts verraten, kaufen Sie es! Es macht einfach Spaß, vor allem mit Kindern. Und wundern Sie sich über deren Schnelligkeit.
- Cuboro, ein (etwas teures) Strategiespiel

Jedes Spiel ist ein netter Zeitvertreib, macht Spaß alleine, unter Erwachsenen und am meisten natürlich mit Kindern. Fragen Sie im Fachgeschäft nach den Spielen des Jahres.

Das sind nur einige Hinweise auf geistige Aktivitäten. Es gibt noch viel mehr Möglichkeiten der geistigen Beschäftigung. Vielleicht haben Sie schon etwas im Auge. Je individueller, desto besser! Wie viele Hobbys sind da noch?

Aber Sie sollten sowieso mehrere Dinge tun, Sie haben doch die Zeit. Das ist die richtige Überleitung zum nächsten Kapitel.

6.
Mentale Orientierung für ein langes, gutes Leben

Ein neuer Lebensabschnitt liegt vor Ihnen, besonders wenn Sie sich ein aktiveres und reicheres Leben gestalten. Das erfordert etwas Mut, denn Sie brauchen nicht nur Einzelmaßnahmen, sondern vielleicht ein neues (Selbst)-Verständnis.

Beginnen Sie mit Ihrem eigenen sozialen Netzwerk. Wer ist Ihnen wichtig und für wen sind Sie wichtig? „Wichtig", das heißt nicht unbedingt „dringend" oder „beanspruchend". Machen Sie sich Gedanken über Ihre heutigen und künftigen Beziehungen in der Familie und im Freundeskreis. Entwickeln Sie diese weiter oder nehmen auch mal zurück. Je nach Ihrer momentanen Situation sind vielleicht Veränderungen gefragt, und das kann eine Herausforderung sein. Es klingt möglicherweise kompliziert, aber keine Bange, Sie können einen Schlüssel dazu finden, und das in jedem Alter!

Wie gut geht es uns wirklich?

Wenn ich in meiner Stadt morgens etwas zu besorgen habe, dann sehe ich oft ältere Paare, offensichtlich Rentner, die, meist missgelaunt, auf keinen Fall fröhlich, auf Einkaufstour sind. Die Frauen gehen zielorientiert voran, die Männer oft mit leerem Blick, die Tasche tragend, seitlich hinterdrein. Hätten die meisten dieser Menschen nicht allen Grund, happy und heiter zu sein? In unserem friedlichen Land im relativ hohen Wohlstand? Aber das gelingt leider nur wenigen. Warum nur? Sind das überwiegend Pessimisten oder Angsthasen? Was hindert uns mehrheitlich daran, unserem Leben etwas Erfreuliches abzugewinnen? Männer tun sich im Ruhestand oft noch schwerer als Frauen. Frauen waren und sind näher am Leben, das haben sie ihrer Natur, den Kindern und ihrer Kommunikationsfähigkeit zu danken. Männer dagegen haben mehrheitlich oft lebenslang ausgeführt, was vorgegeben wurde. Jetzt gibt ihnen niemand Aufträge, -unangenehme Ausnahme: die eigene Frau.

Und dann meinen Männer oft, dass man es sich im Ruhestand bequem machen kann und man sich schonen müsse. Noch einmal: Das ist ein fundamentaler Irrtum, der direkt gefährlich sein kann! Wie schon ausgeführt, stehen sie dann vor einem neuen Lebensabschnitt, und der vorige muss erst mal abgeschlossen, losgelassen werden. Dann aber beginnt etwas ganz Neues, was Sie vielleicht bisher nicht kannten: Sie können sich frei entscheiden für die Dinge, die jetzt kommen. Das hat nicht viel mit „Ruhestand" zu tun, auch nicht mit „Unruhezustand". Jetzt ist Selbstbestimmung der eigenen Aktivität gefragt.

„In Bewegung bleiben, in jeder Hinsicht" sollte Ihre künftige Devise sein, und das mit aller Gelassenheit. Ein Blick in die Natur: Gehen Tiere in den Ruhestand? Nein, sie machen in jedem Alter einfach weiter wie zuvor. Haben Sie schon einmal geschätzt, wie alt ein Hase ist oder ein Schwan oder...? Tiere halten sich fit, und wir sehen ihnen kaum an, wie alt sie sind. Sie haben gar keine andere Wahl, sonst sind sie nach kurzer Zeit „weg vom Fenster". Sie stellen sich in jedem Alter jeder Herausforderung und haben hohe Lebensfreude daran. Ihre Verhaltensweisen können wir uns mehrfach zu Nutze machen. Die Tiere sind für ihre Verhältnisse einfach klüger als wir Kultivierten, auch in dieser Lebensphase. Wenn Sie aufnehmen, wie viel wir von unseren natürlichen Verwandten im Tierreich abschauen können, dann sollten Sie zu einem Entschluss kommen, der da lautet:

Das mache ich jetzt auch, und zwar so gut ich kann, mit positiver Erwartung und bester Laune!

Denn da lauert eine Falle: Psychosomatik.

Ob eine Demenz auch psychisch ausgelöst werden kann, zumindest anteilig, das wird heute für wahrscheinlich gehalten, kann aber nicht quantifiziert werden. Anhand von vielen Einzelgeschichten, häufig z. B. bei Menschen mit wenig sozialen Kontakten, kann ein solcher Zusammenhang angenommen werden.

Psychologen und Naturheilkundler wissen es schon lange: Die meisten Krankheiten werden psychosomatisch angelegt. Es wird darüber diskutiert, ob es 50% oder 75% der Kandidatinnen und Kandidaten sind, die an der Entstehung ihres Leidens selbst, manchmal auch durch ihr Umfeld, durch psychische Belastungen und Stress beteiligt sind. Unterschiedliche Grade der Auswirkung können zutage treten:

- Allergien und Nahrungsmittelunverträglichkeiten.
- Autoimmunerkrankungen wie Schilddrüsenerkrankungen oder Diabetes mellitus 1
- Depressivität
- und sogar Krebs

Was können wir tun?

Einem eingefahrenen Teufelskreis von Eigenbelastung zu entkommen, das gelingt selten aus eigener Kraft. Fast immer braucht man Hilfe. Verhaltensänderungen, soweit Sie nicht schon in der richtigen Spur sind, verlangen natürlich ein Motiv. Kein Mensch ändert sich ohne Grund. In der Psychologie spricht man von einem niederschwelligen Angebot, um von einem Verhalten zu einem anderen zu gelangen. Verschaffen Sie sich Unterstützung, zum Beispiel in einer Beratungsstelle.

Daneben machen Sie sich Ihre eigenen Gedanken für Ihre Weiterentwicklung. Das geht am besten mit dem hedonistischen Ansatz:

Was macht mir Spaß? Wozu habe ich Lust?

Selbstverständlich bei aller Vernunft. Auf Ihrer Entdeckungsreise werden Sie viele Anlässe finden. Um der Frage einer neuen Einstellung nachzugehen, suchen wir nach Vordenkern, die sich als Erste in Europa schlüssige eigene Gedanken darüber gemacht haben, den Philosophen zur Zeit der Aufklärung:

- In der deutschen Aufklärung schrieb der deutsche Philosoph Immanuel Kant (1724-1804) im Jahre 1784 sinngemäß: Es ist so bequem, unmündig zu sein. Habe ich ein Buch, das für mich Verstand hat, einen Seelsorger, der für mich Gewissen hat, einen Arzt, der für mich die Diät beurteilt usw., so brauche ich mich ja nicht selbst zu bemühen. Es ist also für jeden einzelnen Menschen schwer, sich aus der ihm beinahe zur Natur gewordenen Unmündigkeit herauszuarbeiten. Habe Mut, dich deines eigenen Verstandes zu bedienen! Dabei hat Kant sich nicht viel getraut, denn er gebot den „Gehorsam gegenüber Staat und Kirche". Doch damit kann man nur bedingt glücklich werden.
  Kants berühmter kategorischer Imperativ lautet in seiner Grundform: „Handle nur nach derjenigen Maxime, durch die du zugleich wollen kannst, dass sie ein allgemeines Gesetz werde."
  Infolge Altersschwäche, die immer mehr zunahm und Kant schließlich des Gedächtnisses beraubte, gab er 1796 seine Vorlesungen auf. Könnte er an einer dementiellen Krankheit gelitten haben? Wir wissen darüber leider nichts, auch nichts über Kants Aktivitäten außerhalb seines beachtlichen geistigen Wirkens.

- Die Französische Aufklärung begann schon um 1750 und hat sich vom Diktat der Kirchen über die Wissenschaft gelöst. In dieser Zeit der Feudalherrschaft unter Ludwig XV. und Madame Pompadour war es gefährlich, eine vom Staat und von der katholischen Kirche abweichende Meinung zu vertreten. Im Kreis der Denker und Philosophen um Denis Diderot trafen sich Voltaire, Rousseau, d'Alambert, d'Holbach und andere in geheimen Salons und entwickelten freie Gedanken in eigener geistiger Verantwortung.
  Diderot und seine Mitstreiter, les philosophes, überließen der Kirche und den „Agenturen" nicht mehr die alleinige Deutungs- und Interpretationshoheit über die Welt und die Wissenschaften. Somit war für übernatürliche und irrationale Kräfte immer weniger Raum.
  Im Zentrum des Denkens in diesen Salons entstand das Spannungsfeld – und dies mag auch für andere Denker des 18. Jahrhunderts gelten – zwischen Vernunft und Empfindung, „sens et sensibilité". Vernunft zeichnete sich für Diderot durch die Suche nach wissenschaftlich fundierten Erkenntnissen und der Überprüfbarkeit der empirisch beobachteten und bewiesenen Fakten aus, ohne dabei in der rein quantitativen Erfassung der Wirklichkeit, in mathematischen Aussagen, verhaftet zu bleiben. In den Jahren 1754 bis 1765 entwickelte er die Lehre von der universellen Empfindsamkeit, *sensibilité* in seinen späteren Werken – eine undogmatische materialistische Geisteshaltung. Obgleich Diderot kein Philosoph war, der sich mit begründungstheoretischen Problemen oder systematisierenden, analytischen Reflexionen beschäftigte, zählt er zu den vielfältigsten und innovativsten philosophischen Autoren des 18. Jahrhunderts. Diderot und seine Weggefährten waren mit ihren aufklärerischen Gedanken und Publikationen gegenüber den vorherrschenden Vorstellungen im Ancien Régime häufig Repressionen ausgesetzt. Seine Erfahrungen mit der Inhaftierung im Jahr

1749 ließen ihn gegenüber weiteren Kontrollen und Überwachungen durch die verschiedenen „Agenturen“, Geheimdienste, die es damals wie heute gab, aufmerksam sein. Ihm und den Enzyklopädisten standen einige Personen aus dem Kreis der Einflussreichen und Herrschenden, so Madame de Pompadour, die Mätresse von Ludwig XV., und auch einige Minister insgeheim zur Seite. (Diderot finden Sie auf http://de.wikipedia.org/wiki/Denis_Diderot.
Noch mehr bei Philipp Blom, „Böse Philosophen“, Verlag dtv 34755.)
Kant musste die Positionen von Denis Diderot und anderen zweifellos gekannt haben, erwähnt hat er sie aber nicht in seinen Schriften.
Kant gipfelt sinngemäß in der Aussage: „Du musst nur wollen, was du sollst, um glücklich zu werden.“
20 Jahre davor sagt Denis Diderot etwa: „ …ich soll dem Antrieb meiner Leidenschaften folgen und diese mit Vernunft kontrollieren…..“

Nun weiß jeder von sich, wie mehr oder weniger erfolgreich wir unsere eigenen, geheimen Neigungen zurückstellen können, nur weil wir etwas „nicht sollen“. Wie soll da Freude aufkommen? Wer sagt uns das? Im Klartext: Dass uns bestimmte Institutionen, Kleriker zum Beispiel, vorschreiben, erlauben, verbieten und sich dabei in die intimste Sphäre erwachsener Menschen einmischen, das sollten wir uns nicht mehr bieten lassen. Letztlich ist das die ganz persönliche Entscheidung jedes Einzelnen.

In der Tat haben die Vorschriften und Geschäftsmodelle der Glaubensstifter über Jahrhunderte und bis heute mit ihren Vorgaben und Kontrollen gut funktioniert und zu mächtigen, global agierenden, reichen Institutionen geführt.

Als aufgeklärte, erwachsene Menschen tun wir gut daran, unseren Neigungen in vernünftiger und verantwortungsvoller Weise zu folgen.

In unser Verhalten übertragen bedeutet das, dass wir nach Dingen Ausschau halten, die uns Spaß oder noch besser Lust machen, ohne im Umfeld Schaden anzurichten.

Mörikes Gebet

Eine geradezu gefährliche Wirkung kann die Annahme einer selbst wahrgenommenen oder diagnostizierten Erkrankung als ein schicksalhaftes Geschehen auslösen. Besonders strenggläubige Menschen sind dafür anfällig.

Eduard Mörike beschreibt zum Beispiel in seinem „Gebet":

Herr! Schicke, was du willt,
Ein Liebes oder Leides;
Ich bin vergnügt, dass beides
Aus deinen Händen quillt.
Wollest mit Freuden
Und wollest mit Leiden
Mich nicht überschütten!
Doch in der Mitten
Liegt holdes Bescheiden.

Wir alle lieben dieses Gedicht, aber die darin verborgene Botschaft kann zur Ergebenheit führen, in eine „Fügung" und zur Selbstaufgabe in ein von wem auch immer zugedachtes Schicksal. Eine solche Gefahr, die unsere Abwehrkräfte schwächt, ist durch etliche Studien heute belegt. Stattdessen sollen wir uns nicht dreinschicken, sondern mit aller Kraft kämpfen und sich gegen jede Krankheit wehren.

Schon die alten Griechen wussten es:
Hilf dir selbst, dann hilft dir Gott!

Gegen Fatalismus

Thadäus Troll, ein schwäbischer Schriftsteller, hat den Fatalismus schwäbisch-rationaler Art so beschrieben:

Doktor: „Wie alt sind Sie?" Patient: „81". Danach der Doktor: „Ha, do mache mer nemme viel!"

Lassen Sie sich nie auf dieses Denkschema ein! Und erlauben Sie niemandem, dass Sie so eingeordnet werden.

Mehr finden Sie auf der Suche nach dem „Flow"

In der neudeutschen Sprache will die Jugend „Spaß" haben. Sie meint damit etwas anderes als „unernst", wie Konservative gerne zu interpretieren neigen. Sie will echte, anhaltende Freude am Tun haben. Junge Menschen entscheiden sich für Berufe, die ihnen Spaß machen, und sie wollen sich damit Herausforderungen nicht entziehen, sondern im besten Fall gerade das Gegenteil. Sie suchen die Annäherung an ein interessantes, ja fesselndes, gutes Arbeiten und Leben. Mihály Csíkszentmihályi, Professor für Psychologie an der Claremont Graduate University in Kalifornien, beschrieb mit seinem Begriff „Flow" die Übereinstimmung von Arbeits- und Rahmenbedingungen für eine Aktivität mit den echten Interessen des Beteiligten. Daraus entsteht höchste Identifikation mit der Aufgabenstellung und hohe Motivation.

Schon 100 Jahre zuvor hat Maria Montessori genau diesen Ansatz bei ihren pädagogischen Studien mit Kindern beschrieben. Sie beobachtete die Konzentration, ja fast die Selbstvergessenheit, mit der Kinder bei einer Sache oder einem Spiel sein können, wenn sie etwas interessiert.

In diese Situation sollten auch wir Erwachsene so oft wie möglich kommen. Dann wird daraus etwas! Versetzen Sie sich in Ihre Kindheit! Der philosophische Liedermacher Herman van Veen, ein ehemaliger Montessori-Schüler, sagte mal in einem Programm: „In meiner Familie bin ich auch nur ein Kind, ich habe aber die meisten Erfahrungen."

Gerald Hüther erklärt in seinem Vortrag: „Ohne Gefühl geht gar nichts", erschienen bei www.auditorium-netzwerk.de, lebhaft, wie das gemeint ist. Zwar spricht Hüther hauptsächlich von der Welt der Schule und den Schülern. Doch die ticken kein bisschen anders als wir Älteren, wenn es um Lernen und Tun und Leben geht.

Freude, Glück und Gesundheit

Nach diesen Werten streben wir unaufhörlich und das ist gut so. Alle Großen in der Geisteswelt, von den alten Griechen bis in die Gegenwart, bewegt dieses Thema. Es lohnt sich, in diesen Quellen zu lesen und sie zu erschließen. (Eine gute Darlegung fanden wir bei Wolfgang Hoffmann im Internet unter: http://wolfgang-hoffmann.info/wp-content/uploads/2008/10/wolfgang-hoffmann_glueck-und-gesundheit.pdf)

Sie haben keinen Zugang zum Internet? Das müsste sich doch in der Familie lösen lassen. Andernfalls gibt es in jeder Stadt Einrichtungen, zum Teil Ehrenamtliche, die einem helfen können.

Womit also anfangen?

Oft wissen Sie schon seit langem, was Sie „eigentlich" wollen. Was hat Sie „eigentlich" davon abgehalten? Befassen Sie sich mit sich selbst. Hören Sie in sich hinein. Halten Sie nicht alles, aber viel für machbar. Sie werden bei einigen anregenden, durchaus vernünftigen Gedanken landen!

Denken Sie in Möglichkeiten, nicht in Begrenzungen!

Im Kapitel 5 nennen wir Aufgaben: Ehrenämter, Gemeinnütziges, Pflege, Hobbys. Bringen Sie Nutzen für etwas oder jemanden oder für sich selbst, oder spielerische Zerstreuung. Sie haben vielleicht eigene Ideen, andernfalls gibt es in jeder Stadt dafür Bürger-Informationsstellen, bei denen Sie etwas finden werden. Allein das Hingehen, Ausprobieren und Diskutieren machen Spaß. Nehmen Sie sich Zeit dafür, wagen Sie etwas!

Sie wissen, was psychische Resonanz ist. Oder gleiche Wellenlänge. Es ist zu wünschen, dass Sie einige Personen in Ihrem Kreis haben, mit denen Sie diese Wahrnehmung verbindet. Von solchen Personen kann man nicht genug haben. Mit den genannten Aktivitäten werden Sie neue Menschen treffen, mit denen das auch möglich werden kann.

Vorsicht

Verfolgen Sie Ihre eigenen Ziele, indem Sie interessante ehrenamtliche Aufgaben annehmen, die auch mit Verpflichtungen verbunden sein können. Gut so. Behalten Sie aber immer Ihr Zeitbudget und die Balance zwischen Fremdinteressen und den eigenen im Auge.

Gerald Hüther sagt: „Wenn wir uns bis ins hohe Alter Gefühlsentwicklung, Begeisterung, Herausforderungen, Emotionen, Inspiration, Erwartungshaltung und Mut bewahren, dann können wir ein langes, gesundes Leben erwarten."

In der Literatur über Philosophie und in Programmen über mentale Entwicklung finden wir gute Zugänge, z. B bei Josef Pieper „Über die Liebe". Verlag Kösel, München 1972.

Lächeln Sie, Sie machen sich schön damit.

Wie ein Mensch mit seinem eigenen Aussehen einverstanden ist, das kann man ihm manchmal ansehen. Wir haben alle unser individuelles Gesicht und das ist gut so. Stehen Sie vor einem Spiegel und betrachten Sie sich. Schneiden Sie Grimassen, blicken Sie böse, schauen Sie freundlich, lächeln Sie, lachen Sie. Machen Sie das wirklich! Was stellen Sie fest? Richtig, Sie wirken offen und attraktiv, wenn Sie freundlich lächeln. Auch dafür gibt es Programme und Kurse.

Der eigenen Wahrnehmung mögen manche Menschen nicht ganz trauen. Deshalb testen Sie sich selbst. Das geht so: Tragen Sie modisch lockere Kleidung, die sollten Sie sich sowieso leisten. Gehen Sie zu Einkaufszeiten in die Stadt und schauen Sie in die meist ernsten Gesichter, die Ihnen begegnen. Manche meiden den Blickkontakt, viele nehmen den Blickkontakt auf. Was passiert in diesem Moment? Besonders in Ihrer Altersgruppe, aber auch darüber hinaus, findet eine ganz kurze nonverbale Kommunikation statt. Von Misstrauen über Gleichgültigkeit bis zu Interesse, mit allen Zwischenstimmungen, werden Sie registrieren. Das kennen Sie bereits, bis hierher waren Sie, nehme ich an, neutral bis reserviert mit Ihrem Gesichtsausdruck. Wie meistens eben.

Nun beginnen Sie: Lächeln Sie so unauffällig wie möglich! Einfach wach, angenehm und dezent. Damit biedern Sie sich niemand an, noch fordern Sie etwas heraus. Sie signalisieren lediglich Offenheit und Freundlichkeit. Sie werden überrascht sein, welche Reaktion Ihr Verhalten auslöst. Achten Sie nur mal auf die Augen und die Mundwinkel des Gegenübers, die sich meist spontan ein wenig nach oben bewegen.

Wiederholen Sie dieses Verhalten so oft wie möglich, Sie werden schöne Erfahrungen sammeln. Wem gefällt eine solche Kurzkommunikation nicht? Also machen wir diese zu unserem Standardverhalten. Wenn wir das öfters und länger tun, dann erfahren wir eine Rückwirkung: Wir werden selbst freundlicher und angenehmer.

Erinnern Sie sich an Ihren letzten Urlaub im Süden? Dort sind die Menschen meistens so offen und freundlich. Es gibt kaum etwas Besseres, als genau das den Südländern gleich zu tun.

Ethik in der mentalen Orientierung

Was wir und wie wir denken und uns dabei wahrnehmen, das findet vor unserer inneren Einstellung, unserem Gewissen, statt. In Deutschland übertreiben wir es manchmal ein bisschen, wenn es um das Gewissen geht. Das drückt sich in unserer Sprache aus: Wir arbeiten zum Beispiel „gewissenhaft". Sprachen, die Arbeit mit Gewissen koppeln, finden Sie nur in Ländern, die ihre Arbeitsethik nach Calvin definieren. Alle anderen arbeiten „ernsthaft" oder so ähnlich. Die Autorin des „Commissario Brunetti", Donna Leon, soll einmal gesagt haben: „Deutsche laufen immer mit einem schlechten Gewissen herum." Das war gestern. Besinnen wir uns also und lernen, locker zu sein. Wir lassen dennoch die richtige Vernunft walten, nicht die von gestern.

Je ehrlicher wir in den Spiegel schauen können, desto freier sind wir. Die Maßstäbe dafür haben wir – oder wurden uns – in unser Leben und Denken eingeprägt. Es waren sowohl gute als auch weniger gute Einflüsse und deshalb ist es von Zeit zu Zeit sinnvoll, sich selbst Antworten zu geben auf die eigenen Denk- und Handlungsweisen und die Selbstverantwortung.

Mein künftiges Leben gestalte ich in eigener Verantwortung: Mit Freude in eine aktive Zukunft!

Obwohl wir aus eigener Erfahrung sehr vorsichtig mit Zitaten oder Denkanstößen aus der Richtung der Religionen umgehen, so sehen wir seit neuestem im Apostolischen Schreiben »Evangelii Gaudium«, der Vision des Papstes Franziskus für die Kirche von heute, ein lesenswertes Dokument für die Orientierung heute. Zum ersten Mal ist hier, deutlich anders als bisher, zusammengefasst, was Franziskus mit seinen Gesten, Interviews, Texten und Predigten im ersten Jahr seines Pontifikats angesprochen hat.

7.
Was ist mit Sex?

Was Freude bereitet, steigert die Lebensqualität und dient einem guten Leben – und der Demenzvorbeugung. Dem Reiz der Sexualität kann sich kein gesunder Mensch entziehen. Wem im Lauf des Lebens das Thema Sex weniger Interesse bereitet hat oder abhandengekommen ist, der könnte sich mit einem Blick in die Natur Gedanken machen, weshalb unsere Erdenmitbewohner zu Brunftzeiten kein wichtigeres Thema kennen und dabei sogar Kämpfe und hohes Risiko eingehen. Allerdings hat Sex in der von Jahreszeiten unabhängigen Form beim Menschen weitere Funktionen wie Bindung, Wohlbefinden, Entspannung und Belebung. Diesen Blick empfehlen wir, entgegen der von klerikalen Kreisen in unserer Kultur lange Zeit beherrschten Sittenlehre. Denn unser von Natur aus vorgegebener Bauplan misst der Fortpflanzung der Arten höchste Priorität zu. Davon machen wir Menschen prinzipiell keine Ausnahme. Indem wir diese Erkenntnisse mit unserer Lebenserfahrung abgleichen, wird uns klar, dass wir als fortgeschrittene Erwachsene gelassener mit unserer Befindlichkeit bezüglich Sex umgehen können, erst recht, wenn Empfängnisverhütung nicht mehr nötig ist.

Unsere eigenen Erfahrungen zeigen uns immer wieder, dass vorbehaltloses Zuwenden und aktives Tun in einer Beziehung ein reiches Leben beschert. Eine gute sexuelle Beziehung hängt vom einfühlsamen Verhalten des Mannes ab, in höherem Maße aber von der Einstellung der Frau, besonders im fortgeschrittenen Alter. Denn die Bürden der konservativen, d. h. leibfeindlichen Erziehung lasten lebenslang weit mehr auf ihren Schultern oder Hüften. Deshalb sollen hier kompetente Frauen auf diesem Gebiet zitiert werden, die Gerontologin Petra Wochnik und die Ärztin für Frauennaturheilkunde Dr. Heide Fischer.

Als Expertinnen wissen sie, dass Frauen mit ihrer Gesundheit lebenslang sorgfältiger umgehen. Das Interesse und die Bereitschaft zum Sex beschreiben sie verständnisvoll aus deren Sicht. Davon können Männer immer lernen.

Petra Wochnik überschreibt in ihrem Buch „Wie wir glücklich lange leben", Kreuz-Verlag, das Kapitel 7: Über körperliche Fitness und Hochaltrigkeit, Mit Sex und Sport zum Rekord, Aktiv in jedem Alter und es winkt ein langes Leben.

Sie verwechselt keineswegs Sex mit Sport, sondern nennt die sich einander verstärkenden Effekte und ordnet ihnen den entsprechenden Stellenwert zu. Es gibt zum Sex keine Alternativen, zu dessen Ausübung aber schon.

„Tanzen bis zum Umfallen. Schöner kann man nicht alt werden", berichtet Petra Wochnik in einer SWR-Fernsehreportage.

Auf die Frage nach ihrem jugendlichen Aussehen zitiert sie die 73-jährige Jane Fonda: „30 Prozent machen die Gene, 30 Prozent sind guter Sex, 30 Prozent verdanke ich Sport und einem gesunden Lebenswandel, und für die restlichen 10 Prozent muss ich meinem Schönheitschirurgen danken." In ihrem letzten Buch „Prime Time" gibt die US-Schauspielerin auch Sex-Tipps für die Generation 70plus. Sex – der Sport auch für das fortgeschrittene Alter. „Ob Sex, Tanzen oder Laufen – in jedem Fall sind lebensverlängernde Effekte zu verzeichnen. Lohnen tut sich das in jedem Alter."

Während Petra Wochnik Sexualität mehr aus soziologischer Sicht beleuchtet, ist im „Naturarzt“ Nr. 7/2013 über Frauensexualität von Dr. Heide Fischer sehr viel Genaueres zu lesen:

Frauen sehen sich in Sachen Sexualität oft als das heiklere Geschlecht an. Sei es, dass sie die Lust in einer langjährigen Beziehung verloren oder Begehren und Erfüllung nie kennen gelernt haben. Frei von jeglichem Zwang empfiehlt Frau Fischer, Betty Dodson, einer amerikanischen Sexualaufklärerin, zu folgen, die Orgasmen vitalisierend, intelligenz- und kreativitätsfördernd bezeichnet und als eine Quelle von Glück, Ausgeglichenheit, Schmerzlinderung und vieles mehr ausgemacht hat. Dazu gehört auch die Praxis der Selbstliebe. Frauen mit einer streng religiösen Erziehung haben es oft noch schwerer; Wörter wie „schmutzig“ könnten in ihrem Kopf auftauchen oder „anständige Frauen tun so etwas nicht“. Wenn Frauen mit sanften Berührungen, aphrodisischen Ölen und Düften ihre Selbstentdeckung nicht (wieder) finden können, sollten sie es mit Seminaren oder einer Beratung in Frauengesundheit versuchen. Ohne Selbstannahme können sie Intimität nicht genießen. Beckenbetontes Tanzen, solo, als Paar oder in Gruppen, kann ein gut stimulierendes Training dafür sein.

Im „Naturarzt“ Nr. 12/2013 schreibt Dr. Heide Fischer auch über „Gesundheitsstrategien für die Jahre nach den Hormonstürmen“ … Ein weiterer Schritt zur Lebenszufriedenheit im Alter ist der gelassene Abschied von unangemessenen Schönheitsidealen zugunsten eines Alterns in Würde, mitsamt Pölsterchen und Falten. Wozu durchaus ansprechende Kleidung, Kosmetika, schöne Düfte und Verwöhnprogramme gehören dürfen. Finden Sie Ihren eigenen Stil, altersgemäß und mutig!

Und so kann auch ein aktives Liebesleben im Alter zum Wohlbefinden beitragen. Immerhin sind 25 Prozent aller 75- bis 85-Jährigen sexuell aktiv. Es gilt vielleicht, körperlichen Einschränkungen Rechnung zu tragen (Filmtipps „Die Lust der Frauen“ und „Wolke neun“), aber es gibt keinen Grund, diese endorphin-produzierende zwischenmenschliche Tätigkeit, genannt Sex, im Alter einschlafen zu lassen, es sei denn, Sie wollen das. Alles ist möglich und nichts zwingend. Anregende Heilpflanzen wie Damianablätter können lustvolles Tun vorbereiten oder im Alltag präsent halten. Empfindlich werdende Schleimhäute benötigen eine gute Pflege, so wie die Beziehung Pflege in Form von wesentlichen Gesprächen, kulturellen Unternehmungen, Sonnenuntergängen usw. braucht. Regelmäßiges Spiel mit den Schichten der Beckenbodenmuskulatur kann das Thema Sexualität wachhalten. Fachliteratur und Seminarangebote vermitteln Frauengesundheitszentren, und falls die zu weit weg sind, ganzheitliche Gynäkologinnen.

Männer sind oft die Aktiven, die Treibenden in der Partnerschaft. Für sie gibt es bei Bedarf genau so viele Hilfsangebote bis hin zu Viagra und Co, vor deren Anwendung „mann“ es erst mal mit anderen Mitteln versuchen sollte. Das Allerbeste findet der Mann bei seiner Partnerin in Gesprächen, zu deren Einstieg es einigen Mut braucht. Die Psychologin Dr. Birgit Mayer empfiehlt folgende Übung: Paare vereinbaren z. B. einen Schmuse- oder Massageabend, stellen jede sexuelle Absicht zunächst beiseite und teilen sich mit, wie sie „es“ gerne hätten: Hier ein bisschen fester. Ja, genau so. Jetzt lieber hier lang, aber ganz zart…. Der berührende Partner/die Partnerin lehnt sich innerlich zurück, enthält sich jeglicher eigener Ideen und tut, was ihm/ihr gesagt wird. Frauen erfahren auf diese Weise, wie einfach es sein kann, sich mitzuteilen… Soweit Frau Dr. Fischer.

Auch viele Männer, insbesondere in den älteren Semestern, haben die Annahme von sich selbst nicht gelernt, weil auch sie unter der konservativen Kuratel aufgewachsen sind. Eine Selbstfindung und ein weiter entwickeltes Selbstbewusstsein setzen voraus, dass auch der Mann gelernt hat, sich selbst zu lieben, um sich liebevoll seiner Partnerin zuwenden zu können. Eine schöne Anleitung zum Thema Liebe findet man bei dem deutschen Philosophen Josef Pieper. Seine Ausführungen reichen von den einfachen Dingen, sich mit Liebe einer Sache zuzuwenden, bis zur praktischen Sprache. Wie selten oder mit welchen fast scheuen Gedanken sprechen wir das Wort „Liebe" im Alltag aus? Sogar wenn wir ein Hobby lieben oder etwas mit Liebe gekocht wird. Alle Liebe gipfelt in der Zuwendung zu einem geliebten und liebenden Menschen. Er lässt raten, von wem dieser Satz stammt: „Liebe ist eine der feinsinnigsten Formen von Egoismus", und er gibt gleich die Antwort: „Wer käme da auf Friedrich Nietzsche?"

Die für uns Autoren gültige Maxime stammt auch von Josef Pieper: „Alles Glück ist Liebesglück."

8.
Zum guten Schluss

Ein Menschenleben ist endlich. Im „Deutschen Requiem“ lässt Johannes Brahms uns singen: „Denn wir haben hie keine bleibende Statt“. Der Abbau im Alter ist nicht aufzuhalten, der Fortschritt des Abbaus aber schon. Wir haben bis hierher die Themen dargelegt, die wir für den optimalen Lebenswandel brauchen, ohne von einer Demenz eingeholt zu werden. Erinnern wir uns nochmal an die Wahrscheinlichkeitsbetrachtung:

Niemand hat eine Garantie, aber jeder hat eine Chance.

Der heute anzutreffende Gesundheitsbetrieb in Sachen Demenz zielt auf eine gute Pflege und Beobachtung unseres Zustandes im Alter, mit fähigen Diagnosemethoden. Immer wieder wird angemahnt, sich bei Diagnose Demenz so früh wie möglich in Behandlung zu begeben. In der Tat wird dieser Zeitpunkt gerne hinausgeschoben. Wir stellen eine ganz andere Frage:

Warum fangen wir mit den gleichen Aktivitäten, die bei Beginn einer diagnostizierten Demenz angewendet werden, nicht schon heute an?

Man kann dabei nichts falsch machen und nur Wohlbefinden und Freude dazugewinnen.

Die Erfahrungen mit unseren Empfehlungen zeigen eine positive Tendenz in allen Lebensbereichen:

- Ihr Herz und Ihr Kreislauf werden gestärkt.
- Bewegung ist beste Osteoporose-Vorbeugung.
- Ihr Gewicht normalisiert sich.
- Sie beugen vor gegen Diabetes und viele andere Krankheiten, sogar gegen Krebs.
- Intensive Bewegung schützt vor Depression.
- Ihre Stimmung wird heller von Woche zu Woche.

Das sind „Nebenwirkungen", auf die man sich einlassen kann:
Freude am Leben

Bildverzeichnis

S. 13: http://www.zdwa.de/zdwa/artikel/20060310_94104566W3DnavidW265.php

S. 38: © Roland Guth

S. 39: © Roland Guth

S. 41: #53655360 © Dirima, www.fotolia.com

S. 42: Alexander Gabriel

S. 43: Alexander Gabriel

S. 45: #33864043 © Mat Hayward, www.fotolia.com

S. 46: #72733756 © Kzenon, www.fotolia.com

S. 49: #25376971 © pete pahham, www.fotolia.com

S. 50: #69562097 © tunedin, www.fotolia.com

S. 51: #69249897 © ARochau, www.fotolia.com

S. 52: Alexander Gabriel

S. 57: #60704067 © Jacek Chabraszewski, www.fotolia.com

S. 59: #68424630 © ARochau, www.fotolia.com

S. 60: #37639551 © Q, www.fotolia.com

S. 65: #29019470 © tina7si, www.fotolia.com

S. 66: Alexander Gabriel

S. 69: © Roland Guth

S. 70: © Roland Guth

S. 71: #32957607 © zhu difeng, www.fotolia.com

S. 72: #39539817 © wavebreakpremium, www.fotolia.com

S. 73: #42726722 © Matthias Stolt, www.fotolia.com

S. 74: Ully Preisler

S. 76: #46772874 © Robert Kneschke, www.fotolia.com

S. 105: #54745633 © fabioberti.it, www.fotolia.com

S. 109: #73557073 © Creativa, www.fotolia.com

S. 116: ADAC

Weitere Bücher aus dem Verlag Via Nova:

Sanfte Medizin für Ihr Herz

Das Beste aus der Naturheilkunde
Wirkungsvolle Selbsthilfe
Dr. Stefan Siebrecht

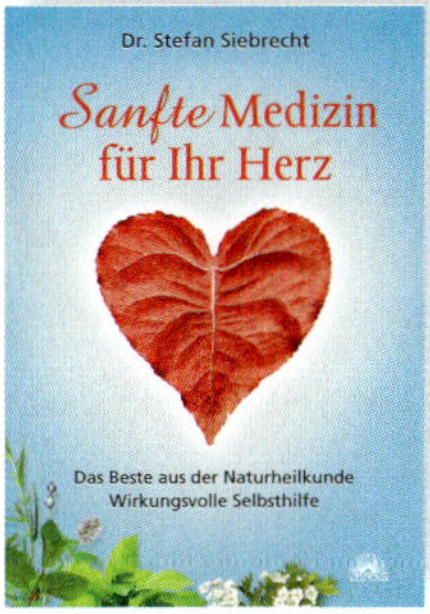

Klappenbroschur, 200 Seiten, 25 farbige Fotos, ISBN 978-3-86616-328-7

Das Herz ist unser wichtigstes Organ. Ist es gesund, haben wir gute Chancen, im hohen Alter noch fit und vital zu sein. Doch die Realität sieht anders aus. Herz-Kreislauf-Erkrankungen sind die häufigste Todesursache in der westlichen Welt. Dieser wertvolle Ratgeber zeigt Ihnen, wie Sie den Einschränkungen des Lebens durch Herzbeschwerden und dem Schicksal an Herz- und Kreislauferkrankungen zu sterben entrinnen können. Das Buch verbindet traditionelle Naturheilkunde mit dem neuesten Forschungsstand. Der Autor erklärt kompetent und leicht verständlich ganzheitliche Verfahren in der Herztherapie. Sie bekommen Tipps zur wirkungsvollen Selbsthilfe gegen: Bluthochdruck, Arteriosklerose, Herzrhythmusstörungen, Venenleiden und Herzschwäche. Sie lernen die besten Vitalstoffe und Heilpflanzen für Ihr Herz kennen. Auch Stressreduktion, Ernährung, Prävention und die Heilkraft der Liebe kommen zur Sprache. Zusammenhänge sowie Ursachen werden unterhaltsam und spannend vermittelt. Ein wichtiger Ratgeber für Patienten, Therapeuten und Menschen, die gesund bleiben möchten.

Resilienz – Fähigkeit der inneren Stärke

Gerda M. Kolf

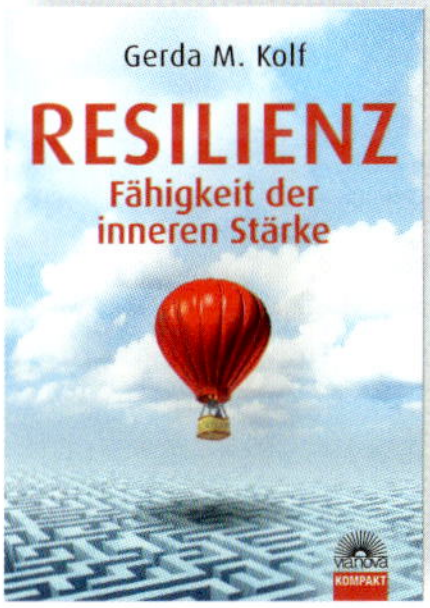

Via Nova KOMPAKT, 112 Seiten, ISBN 978-3-86616-305-8

Es ist eine hohe Lebenskunst, wenn man positive Wege findet, belastende Stress-Situationen oder gar Krisen im Berufs- oder Privatleben sinnvoll und kreativ zu meistern insbesondere wenn dahinter menschliche Konflikte stecken. Dieses Buch zeigt, wie man einen neuen Zugang zu seinen inneren Ressourcen und Potentialen findet, um mehr innere Stabilität und Sicherheit zu erlangen. Auch ein ganz neuer Forschungszweig, die „Kraft der Vergebung", wird vorgestellt und erweist sich als tiefgreifend heilsamer Prozess auf dem Weg zum inneren Frieden. In diesem Buch erhalten Sie beeindruckende Beispiele und hilfreiche Anregungen, um die „Kunst der Gelassenheit" zu erlernen.

Aufbruch zum Durchbruch

Die 10 Prinzipien ganzheitlicher Lebensgestaltung
Boris Pikula

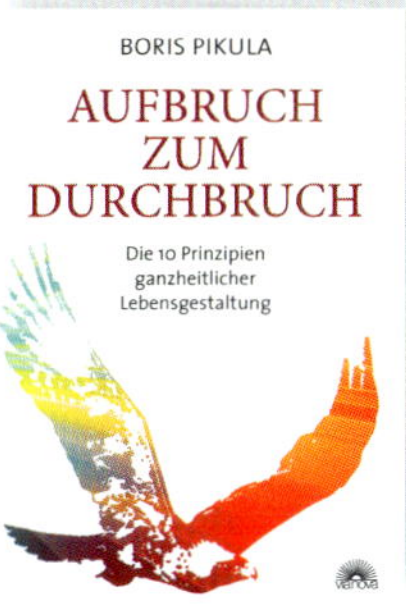

Hardcover, 192 Seiten, ISBN 978-3-86616-314-0

„Viel wichtiger als das, was Sie einmal waren, ist, wer Sie vorhaben zu sein". Und jetzt – immer nur jetzt! - ist der Moment, aus dem Gewohnten herauszutreten und sich neuen Erfahrungen zu öffnen. Worauf warten? Nutzen Sie dieses wegweisende Buch zum intensiven Überdenken und „Nachspüren" Ihres gegenwärtigen Lebens! Zu allen Lebensthemen gibt es nicht nur wertvolle Inspirationen und Impulse, sondern auch ganz pragmatische Hinweise, sein Leben sinnvoll und rundum erfüllend zu gestalten. Denn der Wandel beginnt immer in einem selbst. Nutzen Sie eine grandiose Chance für sich selbst, um endlich „aufzubrechen" in eine neue Dimension des eigenen Daseins! Die Zeit ist reif!

Lachen, Singen, Tanzen

Heilkräfte wecken durch Lebensfreude

Peter Keller

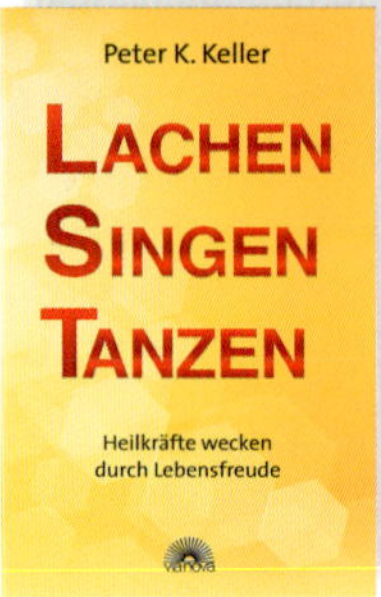

Geschenkbuch, Hardcover, 192 Seiten, ISBN 978-3-86616-249-5

Der bekannte Autor zeigt uns in seinem neuen Buch, wie wir den Stress besiegen und vermeiden können, der als großer Energieräuber die Ursache vieler Krankheiten ist. Mit LST, Lachen, Singen und Tanzen, und der damit verbundenen inneren Einstellung und Bewegungen überwand er seine als unheilbar diagnostizierte Krankheit und schreibt daher auch aus eigener Erfahrung. Er legt dar und macht bewusst, dass jeder Mensch über innere „Drogen", sog. Glückshormone, verfügt, die auf einfache Weise geweckt und heilsam genutzt werden können. Alle Urvölker wendeten bereits diese Mittel zur Selbstheilung und zur Gesundung von Körper, Geist und Seele an. Sie wirken auch noch heute.

Leben in emotionaler Freiheit

Heilung von unbewussten Hindernissen und Blockaden

Chuck Spezzano

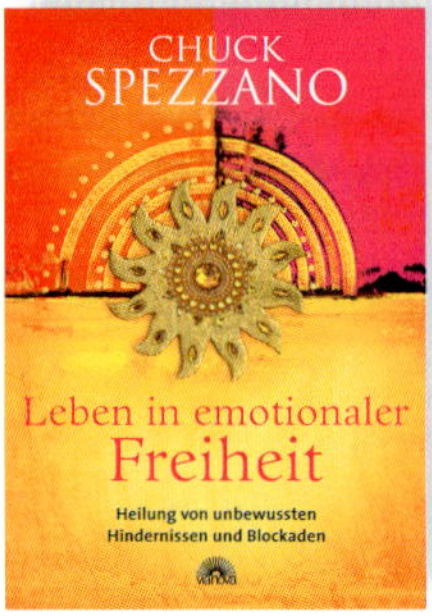

Hardcover, 224 Seiten, ISBN 978-3-86616-312-6

Nichts bewegt und belastet uns und unsere Beziehungen mehr als unerlöste, unbewusste Emotionen. Über sie Meisterschaft zu erlangen, sie zu verwandeln und zu nutzen auf dem Pfad der eigenen Transformation, ist wahre Heilung - nicht nur für uns selbst, sondern auch für all unsere Mitmenschen. Mit seinem neuesten Meisterwerk, dem 3. Band zur emotionalen Reife, reicht der weltberühmte Weisheitslehrer Chuck Spezzano allen die Hand, die den Weg der inneren Verantwortung und Reife zu Ende gehen möchten. Die wundervollen, kristallklaren Botschaften dieses Buches könnten der Schlüssel sein, für ein neues lichtvolles Miteinander, nach dem sich alle Menschen so sehnen. Es öffnet uns Augen und Herz für den nächsten notwendigen Schritt der inneren Entwicklung hin zu wahrhaft erfüllenden Beziehungen, in der gelebte Liebe und Freiheit Wirklichkeit werden.

Sein Bewusstsein auf eine höhere Seinsebene bringen

Geführte Meditationen

Werner Vogel

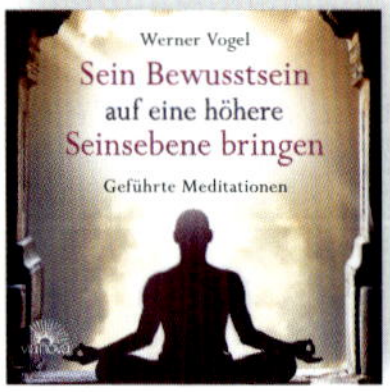

CD, Laufzeit: 70 Minuten, ISBN 978-3-86616-123-8

Die Grundübung aller spirituellen Wege ist die Meditation. Das Ziel der Meditation in allen spirituellen Traditionen ist die Erfahrung eines nichtdualistischen Bewusstseinszustands. Um in den Zustand des Geistes in der bewussten Erfahrung des „ewigen Hier und Jetzt" zu kommen, bedarf es einer stufenweise aufgebauten Übungspraxis. Geführte Meditationen können helfen, den zerstreuten Geist zu sammeln und auszurichten. Dadurch kommt der Übende zur Ruhe und zur Erfahrung der inneren Stille. Der Geist beruhigt sich und wird klar wie die Oberfläche eines aufgewühlten Sees, auf dessen Grund man sehen kann. Schließlich tritt der Zustand der gesammelten inhaltslosen Wachheit im Geist ein und der Übende wird offen und frei für ein höheres Bewusstsein. In der CD werden 3 Meditationsübungen angeboten, teilweise unterlegt mit meditativer Musik.

Lebenskräfte

Barbara Schenkbier

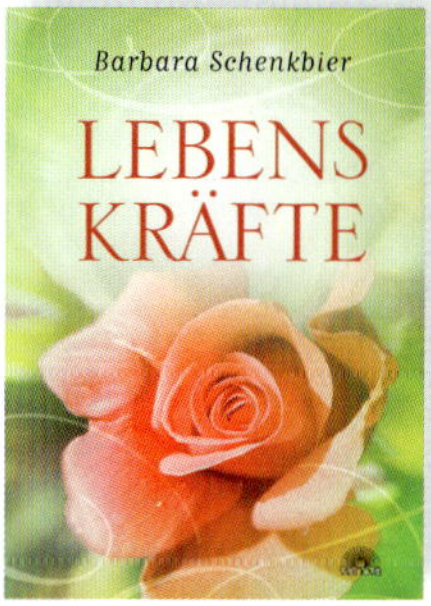

Hardcover, Geschenkbuch, 64 Seiten, 28 farbige Fotos, ISBN 978-3-86616-285-3

Wenn wir im Gleichklang mit den Kräften des Lebens sind, dann entsteht ein unbeschreiblicher Zauber des Erlebens, wir sind im Fluss, fühlen uns verbunden, voller Frieden, schöpferisch und verwandelt. Wie wir uns mit diesen essentiellen Kräften noch mehr verbinden und sie in unser Leben einladen können, dazu regt uns dieses Buch auf liebevoll berührende Weise an. Die Texte wirken dabei wie Nahrung für die Seele und erinnern uns im Innersten an das wirklich Wesentliche unserer Existenz und die zeitlosen Wahrheiten unseres Seins. Wer dieses Buch zu seinem Begleiter macht, hat stets eine erfrischende Quelle der Kraft und Inspiration an seiner Seite, die sein Leben reicher, bewusster und erfüllender machen kann. Die wunderschönen Fotos aus dem Garten der Autorin von ihrer Enkelin Celina Fine verstärken noch die Wirkung der Worte.

Das Heilwissen der Hl. Hildegard von Bingen

Ernährungsheilkunde, Heilmittel, Anwendung bei verschiedenen Krankheiten, Heilfasten

Peter Pukownik

2. Auflage

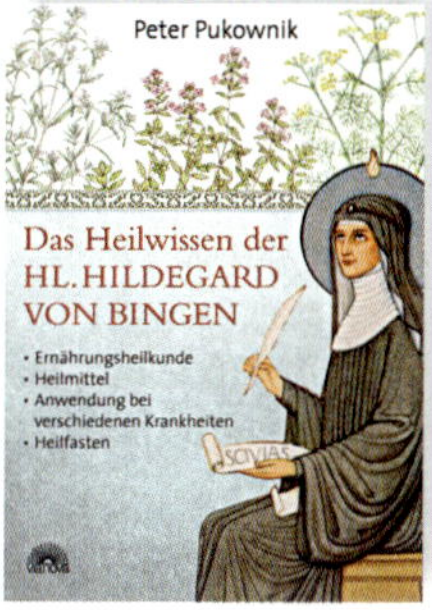

Hardcover, 288 Seiten, ISBN 978-3-86616-205-1

Die Lehren der heiligen Hildegard von Bingen sind heute noch genauso aktuell wie vor 1000 Jahren. Dabei zählt die richtige Ernährung zu dem größten Heilmittel – und auch die Art und Weise, wie die Nahrung dem Körper zugeführt wird. Die Basis der Hildegard-Heilkunde besteht vor allem aus Dinkel, Fenchel und den Gewürzen Galgant, Quendel und Bertram. Zusammen mit der geistigen Einstellung zu sich selbst, seiner Umwelt und dem Weltenschöpfer sowie dem richtigen Maß – der Diskretio – kann Gesundheit erlangt und aufrechterhalten werden. Wichtig ist zudem die Reinigung von Körper und Geist, durch Heilfasten, Aderlass und Schröpfen, durch Meditation, Gebet und Entspannung.

Hilfe zur Selbsthilfe

Emotionale Krisen meistern

Jutta Westphalen

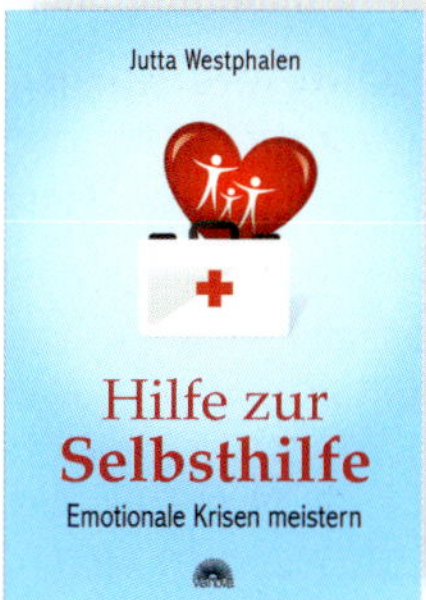

Paperback, 160 Seiten, ISBN 978-3-86616-318-8

Wer wünscht sich in seelischen Notfällen nicht einen liebevollen Begleiter, der einem die Hand reicht und mit viel Herzenswärme und Verständnis versorgt? Dieses Buch ist ein solcher Begleiter, immer griffbereit als ideenreicher Helfer und praktischer spiritueller Ratgeber für alle denkbaren inneren Notlagen. Ein Erste-Hilfe-Kasten für die Seele! Die Autorin schöpft aus einem überreichen Erfahrungsschatz als Therapeutin, Heilerin, Großmutter, weiser Medizinfrau und zeigt, wie emotionale Wunden behutsam verarztet und seelische Krisen mutig gemeistert werden. Wirksame Methoden und kreative Anregungen alter Heilkünste und moderner Wissenschaften bahnen den schnellen Weg in die eigene Mitte und zeigen, wie man wieder innere Ruhe, Kraft, Selbstvertrauen und Lebensfreude findet.

Hand und Fuß – Quellen der Heilung

Eine völlig neuartige Reflexzonen-Massage

Friedrich Butzbach

6. Auflage

Paperback, 192 Seiten, 70 Grafiken und Zeichnungen,
ISBN 978-3-86616-138-2

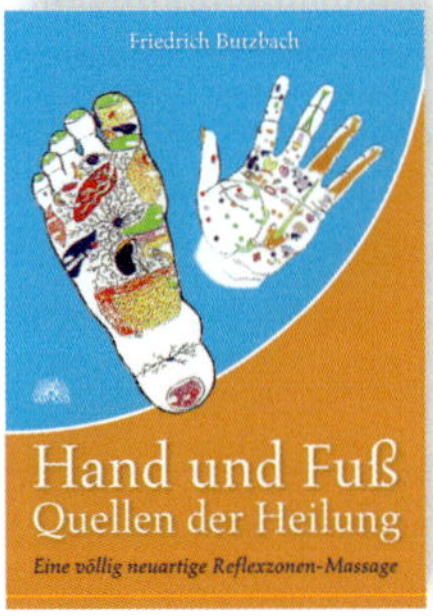

In einer über dreißigjährigen Praxis erwuchsen dem Autor neue Erkenntnisse der Fußreflexzonenmassage, besonders an den großen Zehen. Er fand hier über 40 Reflexpunkte der Hirnreflexe, über die schnellere und intensivere Reaktionen ablaufen. Dazu kommen noch rund 20 neu gefundene Reflexpunkte, die zum Beispiel den Augeninnendruck, Herpes und Gürtelrose, hohen Blutdruck, Herzbeschwerden, Asthma oder Zahnschmerzen sehr schnell und effektiv positiv beeinflussen. Die Massage eines von ihm gefundenen Reflexpunkts kann selbst sehr alte Schockerlebnisse aus dem Unterbewusstsein in das Bewusstsein bringen und die dadurch entstandenen Belastungen und Blockaden abbauen. Genaue Beschreibungen und viele Skizzen und Schaubilder machen nicht nur die Lokalisierung der Reflexpunkte und die Art der jeweils erforderlichen Massage klar, sondern sind vom Autor auch ausdrücklich als Möglichkeit zur Selbsthilfe für sich und vor allem zur Anwendung bei Kindern gedacht.

Lebensquell Jin Shin Jyutsu

Ein Gesundheitsprogramm für mehr Wohlbefinden und Vitalität

Tina Stümpfig-Rüdisser

Paperback, 184 Seiten, 186 farbige Fotos, ISBN 978-3-86616-177-1

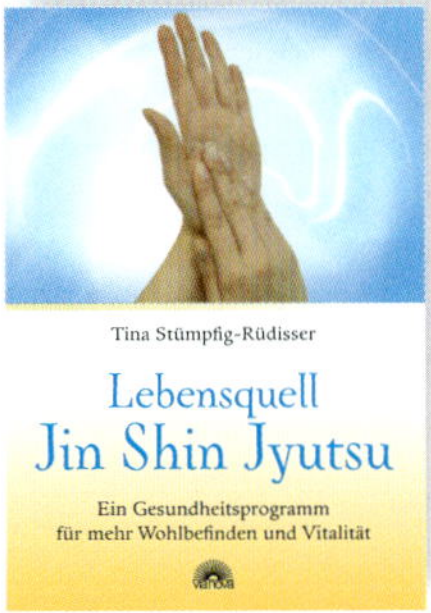

Mit diesem Buch haben Sie ein wunderbares Werkzeug, positiv und heilend auf Körper, Geist und Seele einzuwirken. Indem Sie Ihre Hände auf bestimmte Energiepunkte Ihres Körpers legen, stärken Sie Ihre Selbstheilungskräfte und fördern Ihre Gesundheit und Ihr Wohlbefinden in allen Lebensbereichen. Jin Shin Jyutsu bringt Harmonie in Körper, Geist und Seele zurück, fördert die Regeneration und Erneuerung der Zellen, verlangsamt den Alterungsprozess und erfüllt Sie mit neuer Kraft und Lebensenergie. Die Übungen sind mit vielen Fotos veranschaulicht, klar beschrieben und ohne Vorkenntnisse einfach auszuführen. Die Themen und Symptome sind übersichtlich alphabetisch geordnet.

Naturheilkunde für jeden

Ein Wegweiser für eine bessere Gesundheit

Dr. med. Jürgen Freiherr von Rosen

4. Auflage

Hardcover, 128 Seiten, ISBN 978-3-86616-166-5

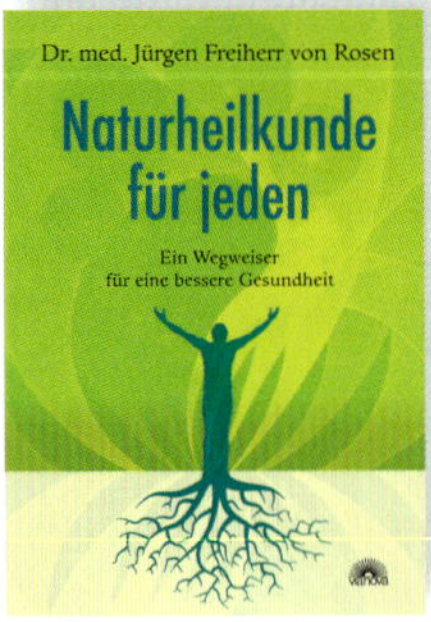

Ein praktischer und auch für den Laien gut verständlicher Leitfaden über die Vorteile und Anwendungsmöglichkeiten der Naturheilkunde mit vielen Tipps zur Gesundheitsvorsorge. Dem Thema Krebs ist ein eigenes Kapitel gewidmet. Im Register der häufigsten Krankheiten werden typische Symptome beschrieben und – soweit möglich – Empfehlungen für naturheilkundliche Therapien ausgesprochen. Das Buch zeigt auf, dass jeder ganz einfach Gesundheitsvorsorge betreiben kann – durch eine Lebensführung im Einklang mit der Natur. Ein aufschlussreicher Ratgeber für alle, die auf natürliche Weise gesund bleiben oder werden wollen!